BAUCH WEG!

PROF. KUNO HOTTENROTT
GUNNAR EBMEYER

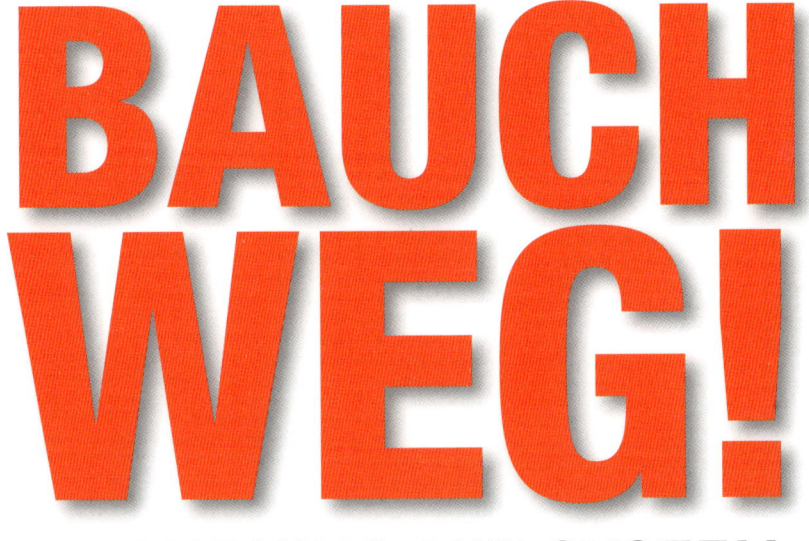

BAUCH WEG!

FATBURNING MIT SYSTEM

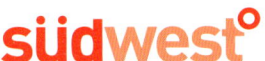

Inhalt

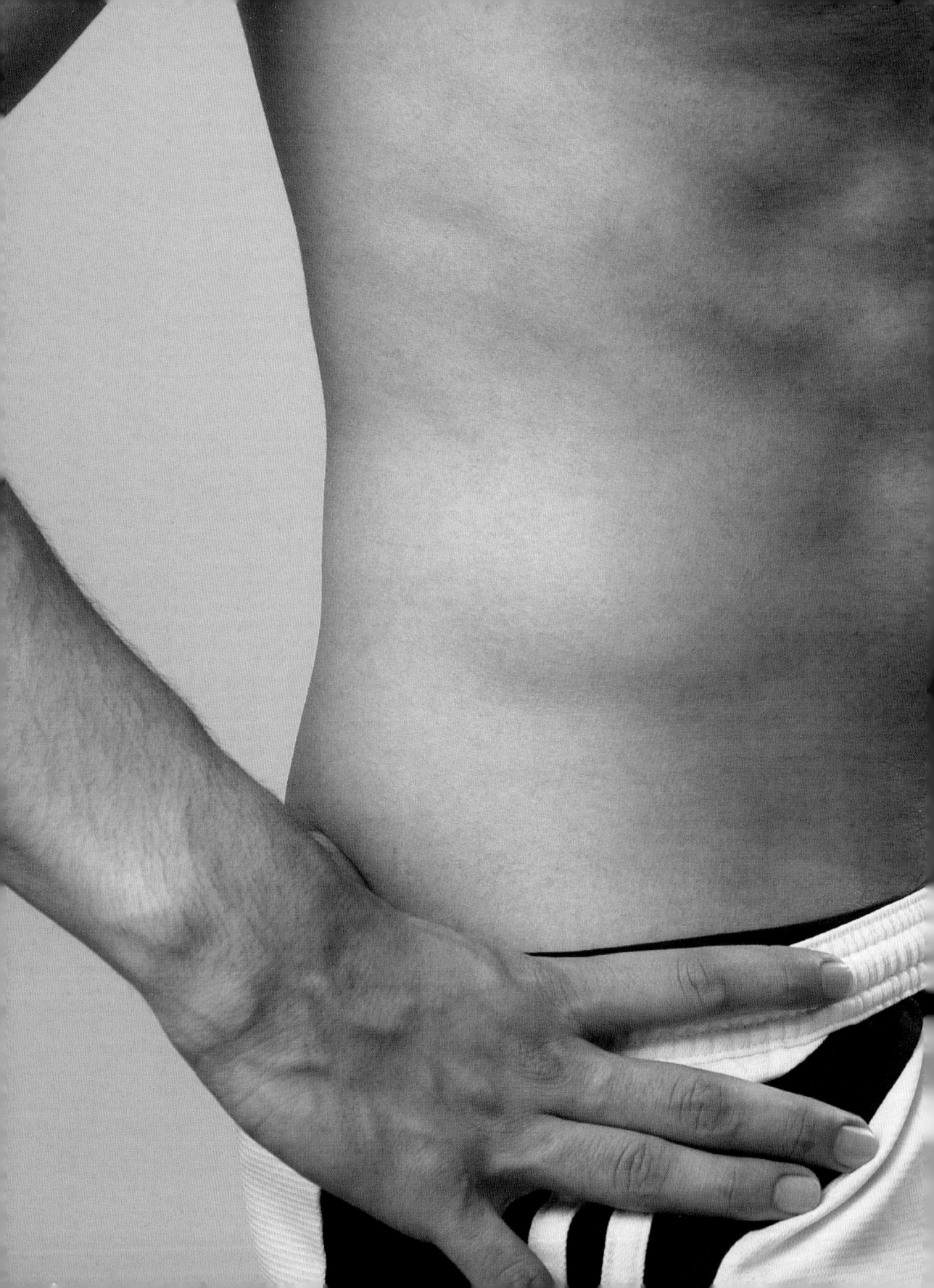

Schlank in die Zukunft

Weg mit dem Speck! So lautet das Ziel. Doch was ganz leicht klingt, fällt vielen enorm schwer. Der hohen Motivation beim Start ins Abnehmprogramm folgt zu oft die schnelle Ernüchterung, wenn sich der Zeiger auf der Waage kein Stück bewegt. Doch mit der richtigen Strategie kommen Sie Ihrer Traumfigur schnell näher – wir zeigen Ihnen wie.

Wunsch und Wirklichkeit

Männer machen mobil. Waren Diäten bis vor wenigen Jahren lediglich ein Thema in Frauenzeitschriften, haben inzwischen auch die Herren erkannt: Mit etwas weniger lebt's sich leichter.

Ganz schnell schlank werden – davon träumen fast alle. Befragt nach den guten Vorsätzen für das neue Jahr, erklärt ein Drittel der Bundesbürger regelmäßig das Abnehmen zu einem der wichtigsten Ziele. Und dabei ist der Wunsch nach einer schlankeren Zukunft längst nicht mehr nur eine weibliche Domäne: Immerhin 30 Prozent der Männer haben ebenfalls eingesehen, dass sie sich und ihrem Körper das Leben viel zu schwer machen.

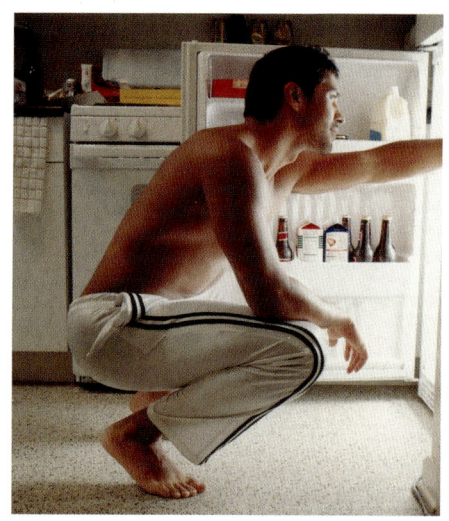

Obwohl laut neusten Statistiken 66 Prozent der Männer und 51 Prozent der Frauen zwischen 18 und 80 Jahren unter Übergewicht leiden und sogar 20 Prozent der Deutschen fettleibig (adipös) sind, könnte man also vermuten, dass wir dennoch auf dem richtigen Weg sind. Das Gegenteil ist jedoch der Fall, denn nach wie vor wird der Kampf gegen die Pfunde lediglich an einer Front geführt – mit 71 Prozent ist noch immer das klassische FdH (Friss die Hälfte) die beliebteste Methode beim Abnehmen.

Mit ernüchterndem Erfolg. Obwohl ständig neue, angeblich auf aktuellen wissenschaftlichen Erkenntnissen beruhende Programme auf den Markt kommen, etwa die Atkins-, Low-Carb- oder diverse Formula-Diäten (Shakes, wie zum Beispiel Slim Fast), haben diese Programme eines gemeinsam: Sie basieren nur in den seltensten Fällen auf einer gesunden, ausgewogenen Ernährung und können stattdessen zu Mangelerscheinungen führen. Ganz zu schweigen von Heißhunger-Attacken und dem berühmt-berüchtigten Jo-Jo-Effekt, der nach dem Ende der Diät zu einer Gewichtszunahme noch über das Ausgangsniveau hinaus führt. Die Folge ist, dass die meisten Crash-Kurse bereits abgebrochen werden, bevor der Zeiger der Waage auch nur zu zucken beginnt. Kein Wunder also, dass jede fünfte Frau bereits mehr als fünf erfolglose Diäten hinter sich hat.

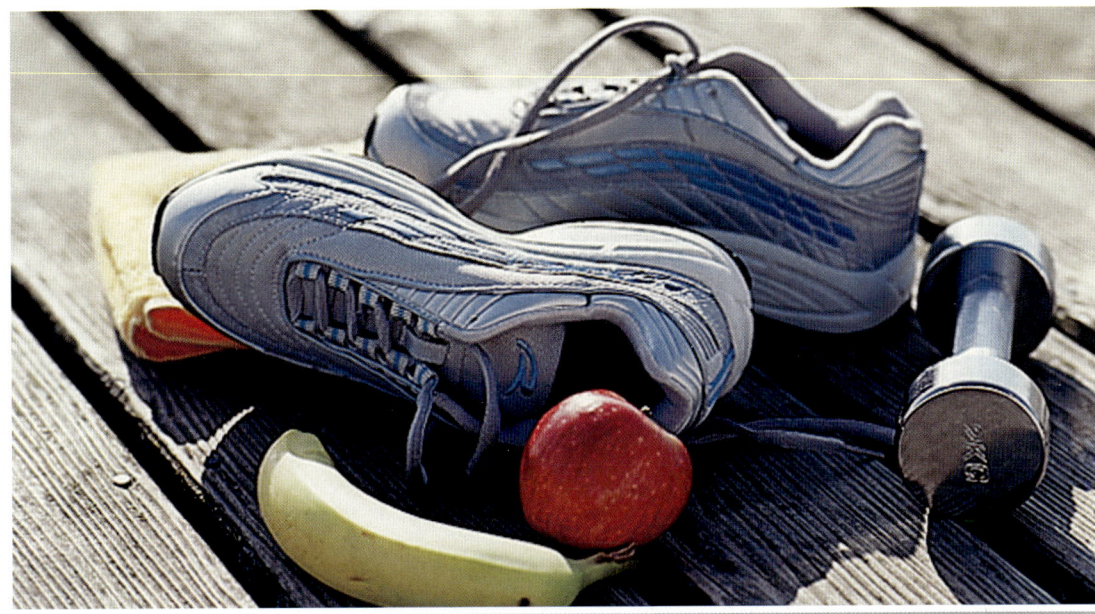

Doppelstrategie: Mehr Sport und eine bessere Ernährung sind die Basis eines gesunden Abnehmprogramms.

Kalorienverbrauch ankurbeln

Wie nimmt man also ab? Möglichkeiten, um das Gewicht zu reduzieren, gibt es viele (siehe Schaubild Seite 10). Viele setzen dabei jedoch ausschließlich auf den Sport und scheitern kläglich. Denn den bestmöglichen Erfolg garantiert die unschlagbare Kombination aus mehr Bewegung und einer Ernährungsumstellung. Schließlich ist zum Abnehmen nur ein einziger Faktor ausschlaggebend: eine negative Energiebilanz. Sie müssen also weniger Kalorien aufnehmen, als Sie verbrauchen – und das langfristig. Alle Tipps und Ratschläge, wie etwa drei Mal pro Woche mindestens eine halbe Stunde zu joggen oder täglich mit dem Rad zur Arbeit zu fahren, sind zwar gut gemeint und viele davon sind auch durchaus sinnvoll als unterstützende Maßnahme, doch Ihr Ziel erreichen Sie damit nur, wenn Sie insgesamt mehr Kalorien verbrennen, als Sie verkosten.

Da klingt es doch ganz logisch, die Sache von beiden Seiten anzugehen: einerseits den Verbrauch durch ein Bewegungsprogramm anzukurbeln und sich gleichzeitig durch eine bewusste Ernährung einige Kalorien vom Munde abzu-

Ausgeglichene Bilanz

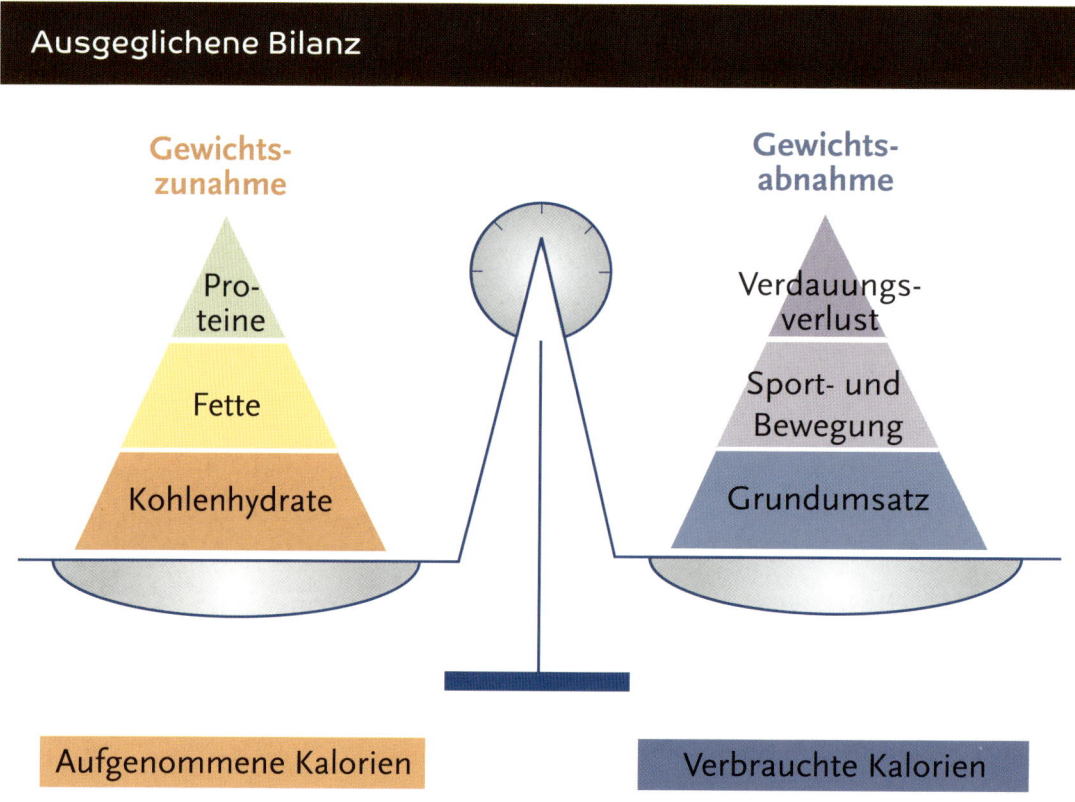

Gewichts-
zunahme

Pro-
teine

Fette

Kohlenhydrate

Gewichts-
abnahme

Verdauungs-
verlust

Sport- und
Bewegung

Grundumsatz

Aufgenommene Kalorien

Verbrauchte Kalorien

Gewichtsveränderung = Aufgenommene Kalorien − Verbrauchte Kalorien

Damit man abnimmt, muss der Kalorienverbrauch dauerhaft höher als die Kalorienaufnahme sein.

sparen. Die Vorteile dieser Doppelstrategie liegen auf der Hand. Zum einen bleiben beim regelmäßigen Sport nicht nur unterwegs etliche Kalorien auf der Strecke. Stattdessen kommt es zu einer Anpassung Ihres gesamten Energie-stoffwechsels und der Kalorienverbrauch des Körpers steigt an – selbst im Ruhezustand, wenn Sie mal auf der Couch die Füße hochlegen. Zum anderen müssen Sie sich beim Essen nicht selbst kasteien, können sich sogar hin und wieder eine kleine Belohnung gönnen.

Abnehmen ohne Stress

Genauso wichtig wie dieses Kombi-Paket ist jedoch eine realistische Erwartungshaltung. „5 Kilo in 5 Tagen" klingt zwar sehr verlockend, doch selbst wenn Sie im Hau-Ruck-Verfahren nach einer knappen Woche tatsächlich zehn Pfund weniger auf den Rippen haben – was zu bezweifeln ist –, spätestens nach wenigen Wochen ist alles wieder beim Alten.

Abnehmen erfordert eben eine gewisse Ausdauer – für die Sie dann aber auch belohnt werden. So empfiehlt die Deutsche Gesellschaft für Ernährung (DGE) zum Beispiel eine Abspeck-Quote von einem Kilogramm pro Monat. Natürlich darf es auch gerne mal ein wenig mehr sein, gerade zu Beginn erhöht dies die Motivation und Sie geben nicht so schnell wieder auf. Aber alle Versprechen, die über fünf Kilogramm in vier Wochen hinausgehen, sind unrealistisch, auf Dauer wenig Erfolg versprechend – und im schlimmsten Fall sogar gesundheitsgefährdend.

Zugegeben, das klingt zunächst ziemlich unspektakulär. Aber bedenken Sie auch, wie viele Jahre Sie gebraucht haben, um sich Ihre Pölsterchen zuzulegen. Dann wird klar, dass diese auch nicht von heute auf morgen wieder verschwinden werden. Aber keine Angst: Wenn Sie in den letzten zehn Jahren kontinuierlich zugenommen haben, bedeutet dies nicht, dass noch einmal eine komplette Dekade vergehen muss, bis Sie Ihr Idealgewicht wieder erreichen. Stattdessen gilt es, Ihr komplettes Leben einmal auf den Prüfstand zu stellen.

Während einer Diät nehmen Sie auch weniger Salz zu sich. Die Folge: Die im Gewebe eingelagerte Flüssigkeit wird hinausgespült. Dass die Waage dann tatsächlich ein paar Kilo weniger anzeigt, liegt vor allem am Flüssigkeitsverlust. Und den haben Sie ganz schnell wieder ausgeglichen.

Beginnen Sie Ihren Weg zur Traumfigur daher ganz entspannt. So verhindern Sie auch, dass Sie entnervt aufgeben, wenn nicht vom ersten Tag an die Pfunde purzeln. Das löst nämlich bei vielen eine Kettenreaktion aus: Vor Frust jagt dann eine Fress-Attacke die nächste, statt abzunehmen peilt der Zeiger auf der Waage weitere Höchststände an, bevor Sie unverrichteter Dinge wieder in Ihren alten Lebensrhythmus verfallen.

Doch der gehört ab jetzt endgültig der Vergangenheit an. Denn mit unserem Programm werden Sie es schaffen, langfristig dem Hüftgold den Garaus zu machen: durch ein wenig mehr Sport und eine ausgewogenen Ernährungsumstellung, die ganz nach Ihrem Geschmack ist – garantiert. So lebt es sich nicht nur leichter, sondern auch gesünder.

So schmilzt das Fett

Um Ihrem Körper zu Leibe zu rücken, gibt es verschiedene Ansätze. Einige davon sind sehr effektiv, andere haben jedoch gravierende Nachteile oder Nebenwirkungen.

Wir werden auf den folgenden Seiten Vor- und Nachteile der einzelnen Möglichkeiten zur Gewichtsabnahme diskutieren. Einen Überblick zu den verschiedenen Maßnahmen zeigt die folgende Grafik. Sie verdeutlicht, dass Einzelmaßnahmen nicht Erfolg versprechend sind. Im Mittelpunkt einer erfolgreichen Gewichtsabnahme steht die vermehrte körperliche Aktivität, gekoppelt mit einer Veränderung des Ernährungsverhaltens und des Lebensstils.

Möglichkeiten der Gewichtsreduktion

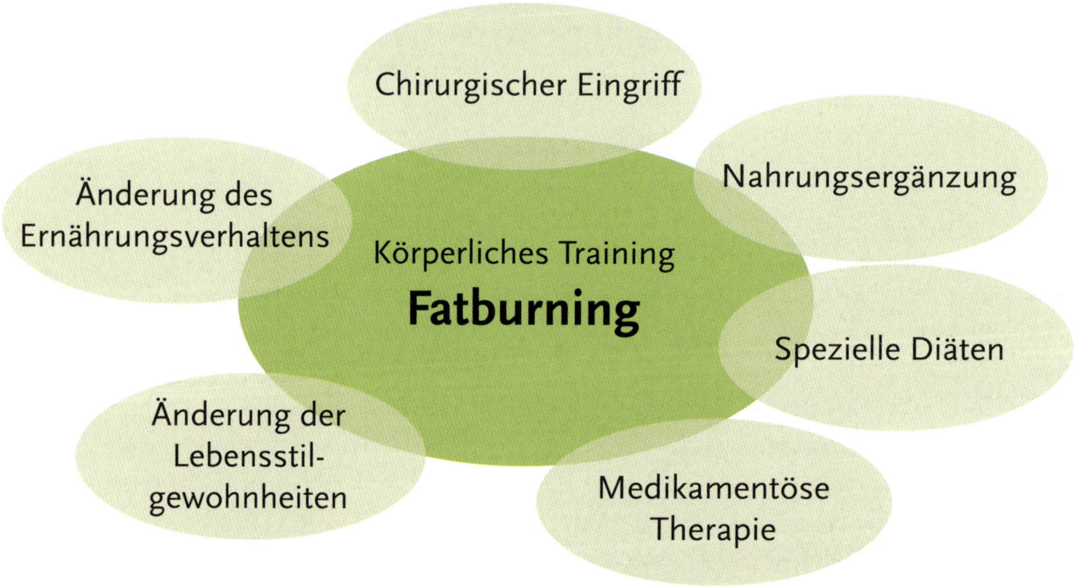

Chirurgischer Eingriff

Nahrungsergänzung

Änderung des Ernährungsverhaltens

Körperliches Training
Fatburning

Spezielle Diäten

Änderung der Lebensstilgewohnheiten

Medikamentöse Therapie

Im Zentrum des Fatburnings steht die regelmäßige körperliche Aktivität.

Neustart für den Körper: Sport

Bewegung ist die Basis für Ihr zukünftiges Abspeckprogramm. Denn das Training steigert nicht nur den Kalorienverbrauch, sondern führt zu vielfältigen Anpassungen. Ihr gesamter Organismus wird sich verändern und mehr Leistungsreserven aufbauen.

Auf dem Plan stehen nicht nur Ausdauersportarten (siehe Seite 42), sondern auch ein ergänzendes Krafttraining (siehe Seite 60). Denn über je mehr Muskelmasse Sie verfügen, desto höher ist der Grundumsatz, also die Anzahl der Kalorien, die Ihr Körper im normalen Tagesablauf benötigt. Neben dem gesteigerten Kalorienverbrauch hat der Sport aber noch weitere physiologische und psychologische Auswirkungen, von denen Sie profitieren (siehe Seite 26). So bremst Bewegung zum Beispiel die Produktion des appetitanregenden Hormons Ghrelin und sorgt stattdessen für eine vermehrte Ausschüttung der körpereigenen Appetitzügler. Dadurch sinkt das Verlangen nach Mahlzeiten, die Ihre Waage zusätzlich belasten. Außerdem führt ein sportliches Leben zu einem besseren Körpergefühl und gesteigertem Selbstbewusstsein. Sie sind einfach besser drauf und vermeiden das klassische Frust-Fressen.

> Kontinuierliches Training ist zum Abnehmen unabdingbar, Einsteiger haben aber zwei Vorteile: 1. Die Belastungsintensität ist für sie meistens relativ gering. 2. Sie starten auf einem niedrigen Fitness-Level und machen so schnell Fortschritte – was die Motivation erhöht.

Essen mit System: Die optimale Ernährung

Schlank werden mit Genuss! Das geht – und wir zeigen Ihnen wie. Und dazu müssen Sie nicht ständig Kalorien zählen oder in Askese leben, sondern sich vor allem bewusst und ausgewogen ernähren – am besten mit saisonalen Produkten, also dem, was der Garten gerade so hergibt. Damit Sie Ihre neuen Essgewohnheiten ein Leben lang beibehalten und Sie in guten wie schlechten Zeiten dazu stehen, ist es notwendig, die Bedeutung und Wirkung der verschieden Nährstoffe (Kohlenhydrate, Fett und Eiweiße) sowie Ihre natürlichen Feinde zu kennen – die geheimen Fettfallen.

Zum Glück lassen sich die Grundlagen einer gesunden Kost in einigen einfachen Regeln zusammenfassen (siehe Seite 126) – und für die praktische Umsetzung liefern wir Ihnen zusätzlich auch noch die passenden Rezepte (siehe Seite 125).

Abnehmen im Alltag: Lebensstil verändern

Neben Sport und Ernährung unterstützt auch eine Änderung der Lebensgewohnheiten das Abnehmprogramm (siehe Seite 80). Das bedeutet unter anderem, dass Sie in Zukunft, statt Aufzug oder Rolltreppe zu nutzen, natürlich lieber die Treppen steigen und hin und wieder auch mal mit dem Rad statt mit Auto oder Bahn zur Arbeit fahren. Immerhin belegt eine Studie der Universität Bayreuth, dass selbst bei kaum trainierten, aber gesunden Menschen schon ein Verbrauch von 1000 zusätzlichen Kalorien pro Woche die Risikofaktoren vieler Zivilisationskrankheiten merklich reduziert. Und um dieses Ziel zu erreichen, genügen oft schon minimale Veränderungen, die keine großen Anstrengungen erfordern.

Begrenzte Wirkung: Nahrungsergänzung

Das bekannteste Mittel, welchem eine Fatburn-Wirkung zugeschrieben wird, ist das L-Carnitin. Dieser vitaminähnliche Wirkstoff wird vom Körper selbst gebildet bzw. mit der Nahrung aufgenommen. Eine seiner Aufgaben ist es, Fettsäuren zu den in den Körperzellen vorhandenen Mitochondrien zu transportieren, wo sie in Energie umgewandelt werden. Verschiedene Studien belegen, dass L-Carnitin den Fettstoffwechsel, wenn überhaupt, dann nur in Verbindung mit sportlicher Betätigung antreibt. Bei einer ausreichenden Versorgung mit L-Carnitin durch die Nahrung führt eine weitere Einnahme in Form von Pillen jedoch nicht dazu, dass zusätzlich Fett verbrannt wird. Stattdessen wird das überschüssige Carnitin mit dem Urin ausgeschieden. Es schrumpft also kein Fettpolster, sondern höchstens Ihre Geldbörse. Einen erhöhten Bedarf an L-Carnitin haben lediglich strikt vegan lebende Sportler, da dieser Wirkstoff vor allem in dunklem Fleisch (Schaf) enthalten ist.

Ähnlich verhält es sich mit anderen Substanzen (Cholin, Lecithin, Chrom, Flavonoide, Pyruvat), denen ebenfalls positive Auswirkungen auf den Fettstoffwechsel nachgesagt werden.

Ohne langfristigen Erfolg: Diäten

Was alle Diäten gemeinsam haben, ist die drastische Reduzierung der Kalorienzufuhr. Ganz so einfach lässt sich der Körper jedoch nicht austricksen. Denn

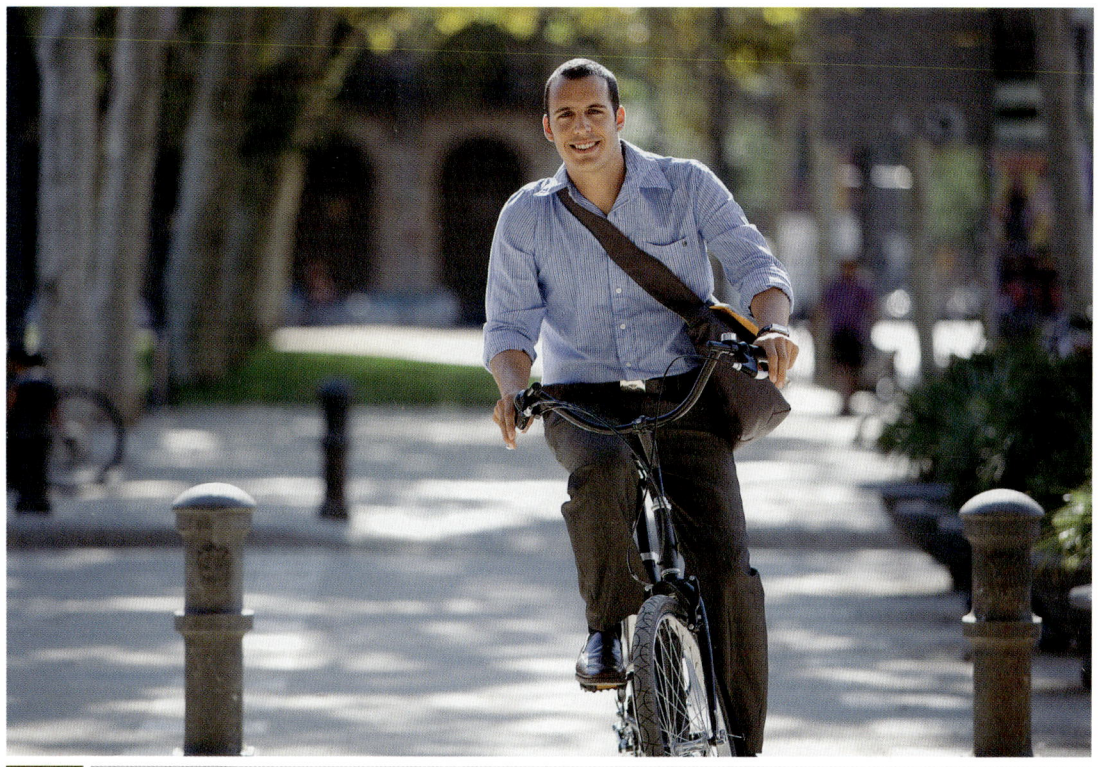

Biken bringt's: Den täglichen Weg zur Arbeit mit dem Rad zurückzulegen hilft, auch im Alltag ein paar Kalorien mehr zu verbrennen.

durch die Unterversorgung schaltet der Organismus auf Sparflamme um und baut die körpereigenen Depots ab. Leider jedoch nicht nur das Fett, sondern vor allem Proteine. Die Folge ist ein radikaler Verlust von Muskelmasse, wodurch auch noch der Grundumsatz sinkt. Experten schätzen, dass im Lauf einer Diät bis zu 25 Prozent der Muskelmasse auf der Strecke bleiben.

Ein weiterer Nachteil von Diäten: Nach Ende der Hungerphase sorgt der Körper für „schlechte Zeiten" vor. Die Nahrung wird dann mit Vorliebe in Form von Fett gespeichert, um Reserven zu bilden, falls in Zukunft noch einmal eine Phase der Unterversorgung ansteht. Dadurch erreichen Sie sehr schnell wieder Ihr Ursprungsgewicht. Dieses Phänomen bezeichnet man auch als Jo-Jo-Effekt, der dadurch begünstigt wird, dass die Fettzellen beim Abnehmen nicht komplett verschwinden, sondern lediglich ihr Volumen verkleinern.

Schrumpfendes Fett

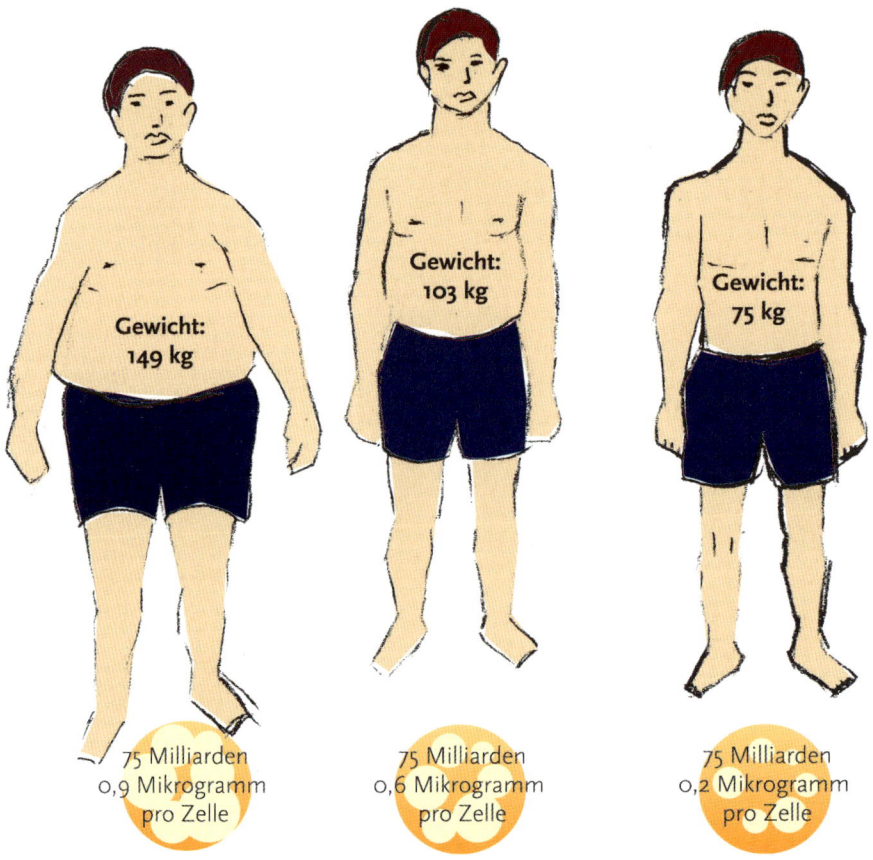

Gewicht:
149 kg

Gewicht:
103 kg

Gewicht:
75 kg

75 Milliarden
0,9 Mikrogramm
pro Zelle

75 Milliarden
0,6 Mikrogramm
pro Zelle

75 Milliarden
0,2 Mikrogramm
pro Zelle

Auch wenn Sie Gewicht verlieren – die Fettzellen verschwinden leider nicht auf Nimmerwiedersehen.

Gefährliche Nebenwirkungen: Medikamente

So genannte Abnehmpillen bestehen aus verschiedenen Wirkstoffen. Orlistat zum Beispiel soll die Fettverdauung unterdrücken, was Durchfall zu einer der häufigen Nebenwirkungen macht. Die Substanz Sibutramin soll dem Gehirn ein früheres Sättigungsgefühl suggerieren, kann aber gleichzeitig auch den

Blutdruck erhöhen. Dem Appetitzügler Rimonabant wurde in den USA wegen der psychischen Nebenwirkungen (Depressionen und Angst, aber auch Übelkeit) die Zulassung verwehrt.

Sämtliche dieser Medikamente sind verschreibungspflichtig und sollten aufgrund ihrer zum Teil gravierenden Nebenwirkungen gar nicht oder nur unter ärztlicher Aufsicht eingenommen werden. Nach dem Absetzen der Medikamente kommt es zudem meist ebenfalls zum Jo-Jo-Effekt – eine zusätzliche Umstellung der Ernährung ist also dennoch erforderlich.

Fragwürdig bei vielen Substanzen ist außerdem die generelle Wirksamkeit, denn in den meisten klinischen Studien lag der erzielte Gewichtsverlust nur geringfügig über den Ergebnissen, die mit Sport und Ernährungsumstellung zu erreichen sind.

Nur in größter Not: Chirurgische Eingriffe

Das Fett absaugen zu lassen ist das letzte Mittel – bei extremem, gesundheitsgefährdendem Übergewicht. Aber auch hier gilt: Nach dem Eingriff ist eine Änderung der Lebensgewohnheiten erforderlich. Ansonsten droht Ihnen ein schneller Rückfall.

Fünf fitte Fakten

1. Um langfristig abzunehmen, ist eine negative Energiebilanz notwendig – Sie müssen also mehr verbrauchen, als Sie aufnehmen. Das gelingt am besten mit einer Kombination aus mehr Bewegung und veränderter Ernährung.

2. Neben Sport können Sie den Kalorienverbrauch auch mit einem veränderten Lebensstil zusätzlich ankurbeln.

3. Bleiben Sie realistisch. Hau-Ruck-Verfahren bringen zwar kurzfristige Erfolge, haben aber keine langfristige Wirkung.

4. Diäten sind oft sehr einseitig und können zu Mangelerscheinungen führen. Der Jo-Jo-Effekt sorgt dafür, dass Sie nach Ende des Programms schnell wieder Ihr Ausgangsniveau erreichen.

5. Nahrungsergänzungsmittel und Medikamente sind in der Regel nur Geldverschwendung – und haben viele gefährliche Nebenwirkungen.

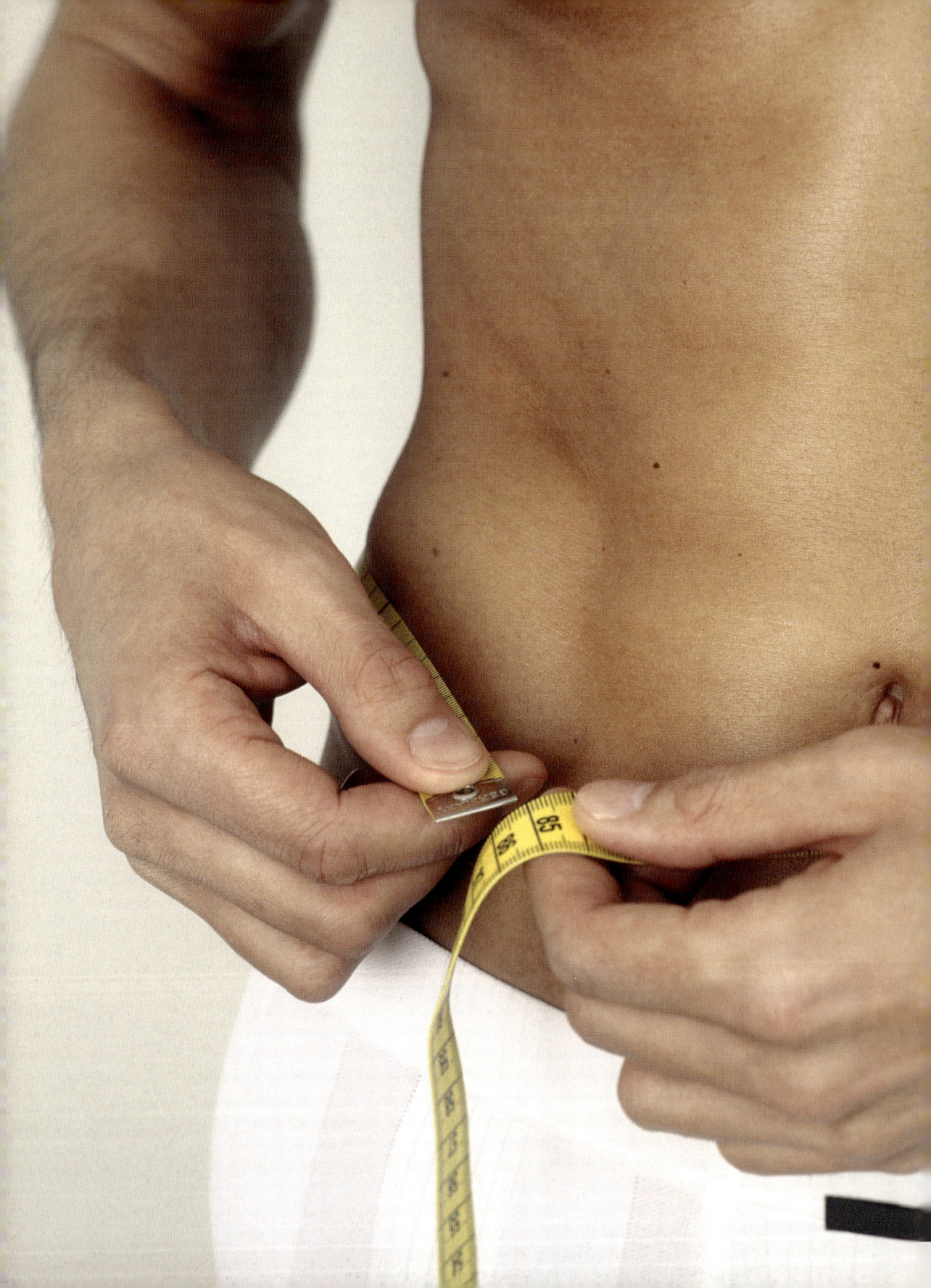

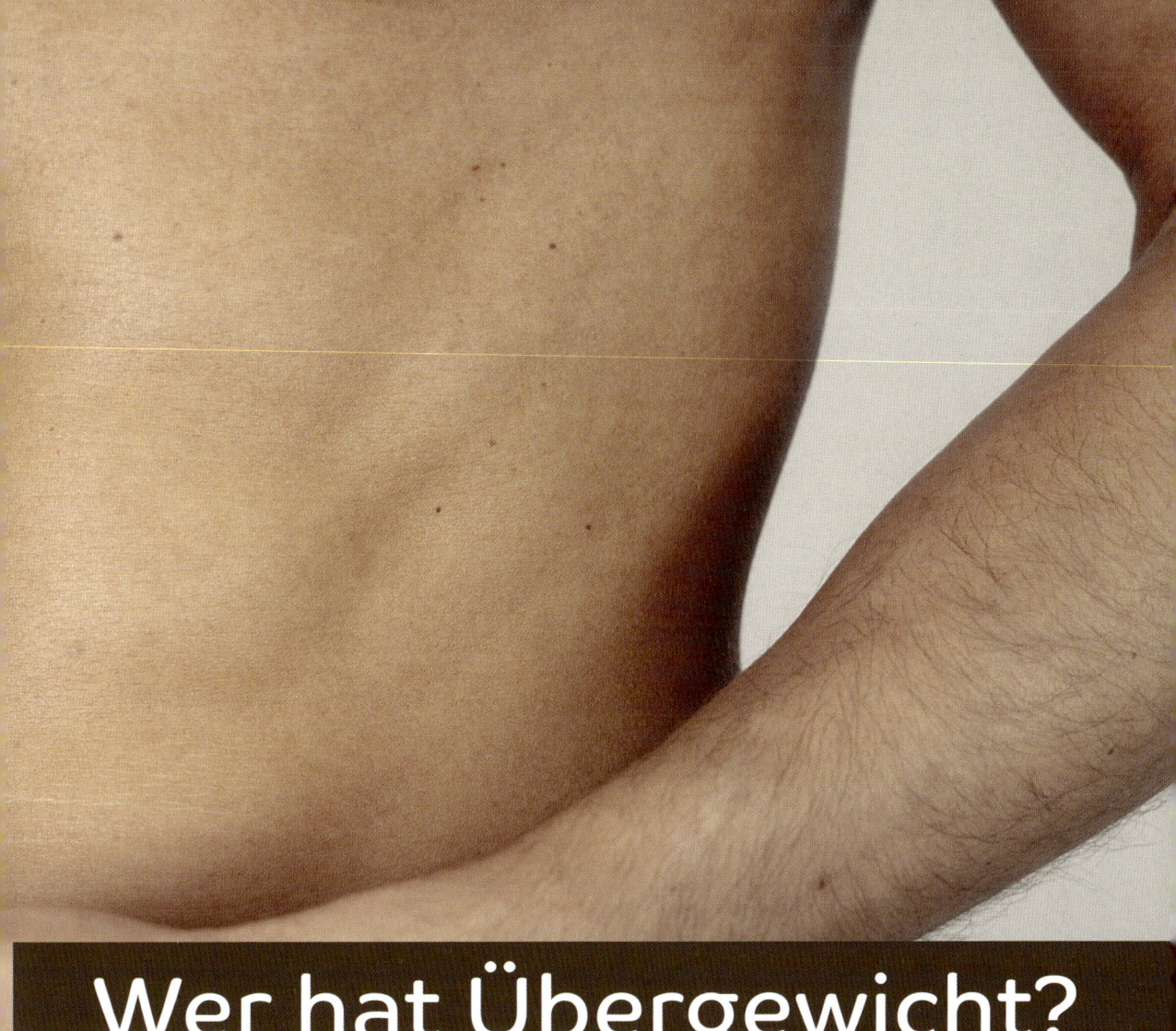

Wer hat Übergewicht?

Abnehmen ist keine reine Kosmetik. Übergewicht kann die Gesundheit stark beeinträchtigen. Doch wer die wirklich überflüssigen Pfunde verliert, gewinnt auch ein Stück Lebensqualität zurück.

Keine falschen Ideale

**Übergewicht ist inzwischen ein Massenphänomen.
Doch lassen Sie sich bei Abnehmen nicht von falschen
Idealen leiten – finden Sie Ihr Wohlfühlgewicht.**

Zugegeben, die Zahl der Übergewichtigen ist alarmierend – und dieser Zustand wird sich in Zukunft weiter verschärfen. Schließlich leidet heutzutage bereits jedes fünfte Kind unter Übergewicht. Gleichzeitig hecheln viele Erwachsene einem in den Medien propagierten Schönheitsideal hinterher, dass für die meisten einfach unerreichbar ist. Und nicht einmal erstrebenswert sein sollte, da dies oftmals zu einem extrem ungesunden Lebensstil führt. Akzeptieren Sie stattdessen, dass nicht jeder den Körperbau hat, um auf dem Hochglanzcover einer Zeitschrift zu landen oder Germany's next Topmodel zu werden. Dazu gehört auch, dass Sie sich von Ihren Mitmenschen nicht unter Druck

Die Mehrheit hat Übergewicht

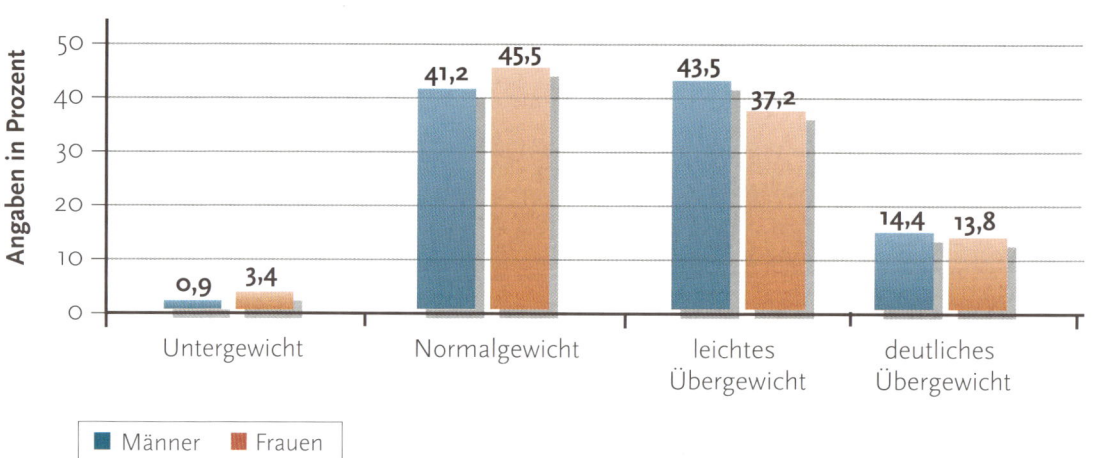

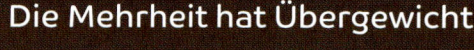

Noch nie waren die Deutschen so dick wie heute. Fast 58 Prozent der Männer haben leichtes oder deutliches Übergewicht.

setzen lassen, wenn diese alle zwei Monate ein neues Diätprogramm, das wahre Wunder verspricht, beginnen. Horchen Sie in sich hinein und hören Sie auf Ihren Körper: Jeder Mensch hat ein Wohlfühlgewicht. Schließlich ist es allemal gesünder, sich damit abzufinden, dass man selber in einer anderen Gewichtsklasse spielt, als sich ständig einzureden, man müsse noch das ein oder andere Kilo runterhungern.

Wie viel ist zu viel?

Dennoch gibt es natürlich Grenzen. Um zu beurteilen, ob Sie den Gürtel ein wenig enger schnallen sollten oder Ihr Gewicht im grünen Bereich liegt, gibt es verschiedene Formeln. Auf Seite 22 / 23 finden Sie eine Übersicht der gängigsten Indizes.

Die verbreitetste Formel zur Beurteilung von Unter-, Normal- und Übergewicht ist der Body-Mass-Index (BMI). Laut der World Health Organization (WHO) liegen die Grenzen zwischen Unter-, Normal- und Übergewicht bei den folgenden Werten:

Body-Mass-Index

	BMI	
Starkes Untergewicht	< 16	Untergewicht < 18,5
Mäßiges Untergewicht	> 16–17	
Leichtes Untergewicht	> 17–18,5	
Normalgewicht	> 18,5–25	
Übergewicht	> 25–30	Übergewicht > 25
Adipositas Grad I	> 30–35	Adipositas > 30
Adipositas Grad II	> 35–40	
Adipositas Grad III	> 40	

Körpergewicht-Indizes

Methode	Broca-Index	Body-Mass-Index
Formel	Broca-Index = gemessenes Körpergewicht / Normalgewicht Männer: Normalgewicht in kg = Körperlänge in cm – 100 Frauen: Normalgewicht in kg = Körperlänge in cm – 100 – 5%	BMI = (Körpergewicht in kg) / (Körpergröße in m)^2
Aussage	Liegt der Broca-Index unter 1, besteht Normalgewicht, liegt er über 1, besteht Übergewicht. Idealgewicht wäre bei einem Broca-Index von 0,9. Wollen Sie das Idealgewicht errechnen, dann müssen Sie vom Normalgewicht noch einmal 10 Prozent subtrahieren.	Normalgewicht: Alter BMI 19–24 19–24 25–34 20–25 35–44 21–26 45–54 22–27 55–64 23–28 > 64 24–29
Bewertung	Leicht zu berechnen, berücksichtigt jedoch nur einen einzigen Faktor. Ermöglicht daher nur eine grobe Einschätzung. Nur bei mittlerer Körpergröße liefert die Formel verlässliche Ergebnisse. Da der Broca-Index auch nicht den Körperbau berücksichtigt, wird er inzwischen kaum noch eingesetzt.	Die verbreitetste Formel, um Übergewicht zu bewerten. Nachteil: Es gibt keine Differenzierung bezüglich Fett- und Muskelanteil. Dadurch fallen Sportler mit einem muskulösen Körperbau durchs Raster.

Körperfettanteil	Waist-to-hip-ratio	Bauchumfang
Lässt sich am leichtesten mit einer Körperfettwaage (Bioimpedanz-Verfahren) messen.	Taillenumfang (in Nabelhöhe gemessen) geteilt durch Hüftumfang (an der dicksten Stelle gemessen)	Bauchumfang, gemessen zwischen unterem Rippenbogen und Oberkante des Hüftknochens
Mittlerer Wert: Alter Frauen Männer <20 22–27% 17–22% –30 23–28% 18–23% –40 24–29% 19–24% –50 25–30% 20–25% >50 26–31% 21–26%	Ideal bei Männern: WHR < 1 Ideal bei Frauen: WHR < 0,85	Erhöhter Bauchumfang: Männer: > 94 cm Frauen: > 80 cm Erhöhtes Risiko: Männer: > 102 cm Frauen: > 88 cm
Anteil des angelagerten Fettes an der Körpermasse. Obwohl einige Geräte nach wie vor ungenau sind, kann eine Fettwaage während einer Diät hilfreich sein. Wiegen Sie sich regelmäßig zur selben Zeit und unter denselben Bedingungen, sehen Sie, ob Sie tatsächlich abspecken oder nur Flüssigkeit und Muskelmasse abbauen.	Gibt das Verhältnis von Bauch- zu Hüftumfang an. Ein bauchbetontes Übergewicht gilt inzwischen als größerer Risikofaktor für eine Herz-Kreislauf-Erkrankung als das reine Übergewicht, da das Fett im Bauchraum anders zusammengesetzt ist.	Hat inzwischen das Waist-to-hip-ratio nahezu abgelöst. Ziel ist es ebenfalls, das in der Bauchhöhle liegende Fettgewebe zu bestimmen. Die Messung sollte vor dem Frühstück, stehend und an der dicksten Stelle des Bauches (in der Regel etwa 2 cm oberhalb des Nabels) erfolgen.

Äpfel nicht mit Birnen vergleichen

Neben dem BMI betrachten Mediziner in letzter Zeit aber immer häufiger den Bauch- oder Taillenumfang, um die Gefahren des Übergewichts einzuschätzen, da dieser aussagekräftigere Ergebnisse liefert. Außerdem sind zur Ermittlung keine Formel und kein Taschenrechner nötig, sondern lediglich ein Maßband, das um den Bauch gelegt wird.

Gleichzeitig ermöglicht der Bauchumfang eine bessere Einschätzung des Körperbaus. Denn Übergewicht ist nicht gleich Übergewicht. Grundsätzlich unterscheidet man zwei Bauweisen des menschlichen Körpers:

▶ den Birnentyp, mit schlanker Taille, breitem Becken und dicken Oberschenkeln. Bei ihm sammelt sich das Fett vor allem an der Hüfte, den Beinen und den Armen. Dies ist besonders bei Frauen sehr verbreitet.

▶ Männer bezeichnet man dagegen häufig als Apfeltyp. Bei ihnen setzt das Fett in der Regel am Bauch an und führt so zum klassischen Bierbauch. Dieses viszerale Bauchfett hat es in sich: Es lagert sich an den inneren Organen an und stört den Hormon-Haushalt. Dadurch steigt das Risiko einer Herz-Kreislauf-Erkrankung überproportional an.

Schlank statt krank

Der Blick in den Spiegel ist für viele Menschen der Auslöser, um mit einem Abnehmprogramm zu beginnen. Denn dieser deckt schonungslos Problemstellen auf, die sich im Alltag noch mit der passenden Kleidung kaschieren lassen. Allerdings ist ein schlanker Körper nicht nur optisch reizvoller – denn Übergewicht ist einer der Auslöser für die häufigsten Zivilisationskrankheiten:

▶ **Adipositas:** Wer unter Übergewicht leidet, gerät häufig in einen Teufelskreis: Die fehlende Fitness sorgt für einen zusätzlichen Bewegungsmangel. Stattdessen wird weiter gegessen – mit den bekannten Folgen. Schon ab einem BMI über 30 sprechen Mediziner von Adipositas (Fettleibigkeit).

▶ **Diabetes:** Typ-2-Diabetes war in der Vergangenheit vorwiegend unter älteren Menschen verbreitet. Auslöser für diese Form der Zuckerkrankheit ist eine Unempfindlichkeit gegenüber dem Hormon Insulin. Dieses wird vom Körper nach der Aufnahme von Nahrung ausgeschüttet, um unter anderem den Blutzuckerspiegel zu senken. Bewegungsmangel und fehlerhafte Ernährung führen dazu, dass die Insulinresistenz weiter steigt. Daher sind heute immer mehr junge Menschen bereits von der so genannten Altersdiabetes betroffen.

► **Bluthochdruck:** Hypertonie ist einer der größten Risikofaktoren für koronare Herzkrankheiten bis hin zum Herzinfarkt. Das beste Mittel, um diese zu vermeiden, ist: abnehmen und Stress abbauen.

► **Arthrose:** Die erhöhte Belastung geht auch an den Gelenken nicht spurlos vorüber und führt zu einem schnelleren Verschleiß der Knorpelmasse. Studien haben gezeigt, dass für übergewichtige Männer und Frauen das Risiko einer Arthrose anderthalb- bzw. zweimal größer ist.

► **Krebs:** Wissenschaftliche Untersuchungen belegen, dass Übergewicht zumindest bei der Entstehung von Darm- und Brustkrebs eine entscheidende Rolle spielt.

► **Impotenz:** Bei Männern kann sogar eine erektile Dysfunktion die Folge sein. Studien des National Institute of Environmental Health Sciences in den USA haben erwiesen, dass die Zeugungsfähigkeit bei deutlicher Gewichtszunahme signifikant sinkt.

Alarmstufe Rot: Das Metabolische Syndrom

Oft führt Übergewicht zu einer Vielzahl von Erkrankungen. Die zusätzlichen Fettpolster haben gravierende Auswirkungen auf den Organismus. Dadurch gerät der gesamte Stoffwechsel ins Stocken. Experten sprechen dann von einem Metabolischen Syndrom. Dieses liegt laut Definition der International Diabetes Federation (IDF) vor, wenn der Bauchumfang

► bei Männern mehr als 94 Zentimeter,

► bei Frauen mehr als 80 Zentimeter beträgt

und mindestens zwei weitere der folgenden Faktoren zutreffen:

► erhöhte Triglyzeride (Blutfette) von über 150 mg/dl,

► zu niedriges HDL-Cholesterin (Männer: < 40 mg/dl, Frauen: < 50 mg/dl),

► Bluthochdruck: systolisch > 130 mmHg oder diastolisch > 85 mmHg,

► erhöhter Nüchtern-Blutglukosespiegel: > 100 mg/dl.

Ist dies der Fall, steigt das Risiko einer koronaren Herzkrankheit exponentiell an. Bei einem deutlich erhöhten Bauchumfang sollten Sie daher nicht nur selbst Maßnahmen zur Gewichtsreduktion ergreifen, sondern auch Ihren Arzt konsultieren. Nur er kann anhand einer Blutuntersuchung diagnostizieren, ob Sie bereits vom Metabolischen Syndrom betroffen sind.

Gesundes Gemüt

Eine erhöhte Körperfülle hat aber nicht nur pathophysische Auswirkungen – kann also Krankheiten auslösen –, sondern schlägt auch auf die Psyche. So führt etwa der chronische Bewegungsmangel dazu, dass weniger Endorphine produziert werden. Die verminderte Ausschüttung dieses Hormons führt zu einer allgemeinen Niedergeschlagenheit bis hin zur Depression. Gleichzeitig leiden häufig die sozialen Kontakte. Denn wer sich selber nicht im Spiegel betrachten mag, möchte dies oft auch den Mitmenschen ersparen. Statt gemeinsam auszugehen, bleibt man lieber daheim – und verschlingt vorm Fernseher eine Tüte Chips. Wer diesen Teufelskreis durchbricht und sich von überschüssigen Fettpolstern trennt, kann zu Recht stolz auf sich sein. Die Folge ist ein gesteigertes Selbstvertrauen, was sich auch schnell im alltäglichen Leben bemerkbar machen wird.

Weniger leiden – mehr leisten

Oberflächlich betrachtet wird sich durch ein Abnehmprogramm vor allem eines ändern: Ihre Figur. Doch zum Glück zählen ja nicht nur Äußerlichkeiten, sondern auch die inneren Werte. Denn von ein wenig mehr Bewegung profitiert Ihr gesamter Organismus. Durch den bisherigen Bewegungsmangel hat es sich Ihr Körper sehr bequem gemacht, denn wenn er nicht gefordert wird, schraubt er seine Leistung runter – mit zum Teil verheerenden Folgen. Aber zum Glück lässt sich diese Abwärtsspirale wieder umkehren. Sportliche Aktivitäten sorgen nicht nur dafür, dass die Pfunde purzeln, sondern sind auch eine lebensverlängernde Maßnahme, die positive Auswirkungen auf Ihre Gesundheit und nahezu alle Bereiche des Organismus hat. Die wichtigsten dieser Auswirkungen sind:

▸ Das **Herz-Kreislauf-System** arbeitet ökonomischer. Dadurch sinkt der Ruhepuls von 60 bis 80 Schlägen bei Untrainierten auf 35 bis 50 Schläge pro Minute bei Ausdauertrainierten und der Puls bleibt auch bei vergleichbaren Belastungen niedriger.

▸ Die Anzahl der roten Blutkörperchen vermehrt sich, wodurch der Sauerstofftransport verbessert wird. Der Blutdruck sinkt und das **Blut** wird dünnflüssiger – es kann mit einem geringeren Widerstand durch die Adern strömen.

▸ In den **Lungen** vergrößert sich die Respirationsfläche, also der Bereich, in dem der Sauerstoff vom Blut aufgenommen wird.

► Die Aktivität der so genannten Killerzellen, die Viren und Bakterien bekämpfen, steigt deutlich an. Moderates Training stärkt also das **Immunsystem**. Grippe und andere Infektionskrankheiten haben kaum noch eine Chance.

► Stresshormone wie Adrenalin, Noradrenalin und Cortisol werden beim Sport abgebaut. Dadurch sind Sie im Beruf und Alltag nicht so angespannt. Zudem sorgt das geringere **Stress-Level** dafür, dass Sie besser einschlafen und eine erholsamere Nachtruhe genießen.

Fünf fitte Fakten

1. Negative Folgen für die Gesundheit sind ab einem Body-Mass-Index (BMI) von über 30 zu erwarten.

2. Der Bauchumfang ist ein Anzeichen für die Fettverteilung im Körper. Bauchbetontes Übergewicht gilt als größerer Risikofaktor für Herz-Erkrankungen als Fettpolster an Armen, Beinen' und Hüften.

3. Abnehmen ist keine reine Kosmetik. Wer sein Normalgewicht hält, senkt das Risiko für fast alle Zivilisationskrankheiten.

4. Übergewicht schlägt sich nicht nur auf der Waage nieder, sondern auch auf die Psyche. Erfolgreiches Abnehmen sorgt für gute Laune.

5. Ein Bewegungsprogramm zum Fatburning verbessert auch die Leistungsfähigkeit des Körpers – nicht nur beim Sport, sondern auch in Ruhe und bei Alltagsaktivitäten.

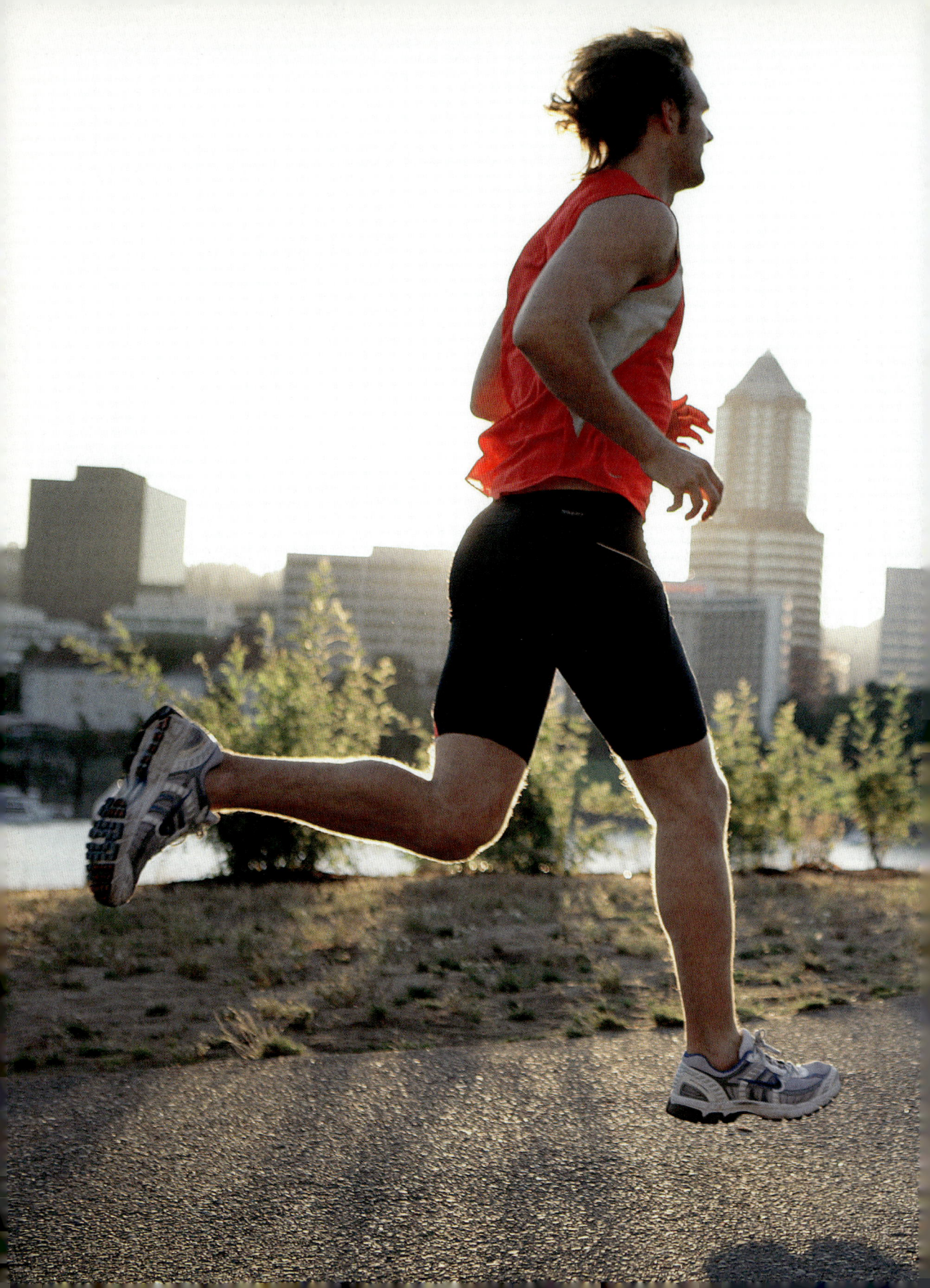

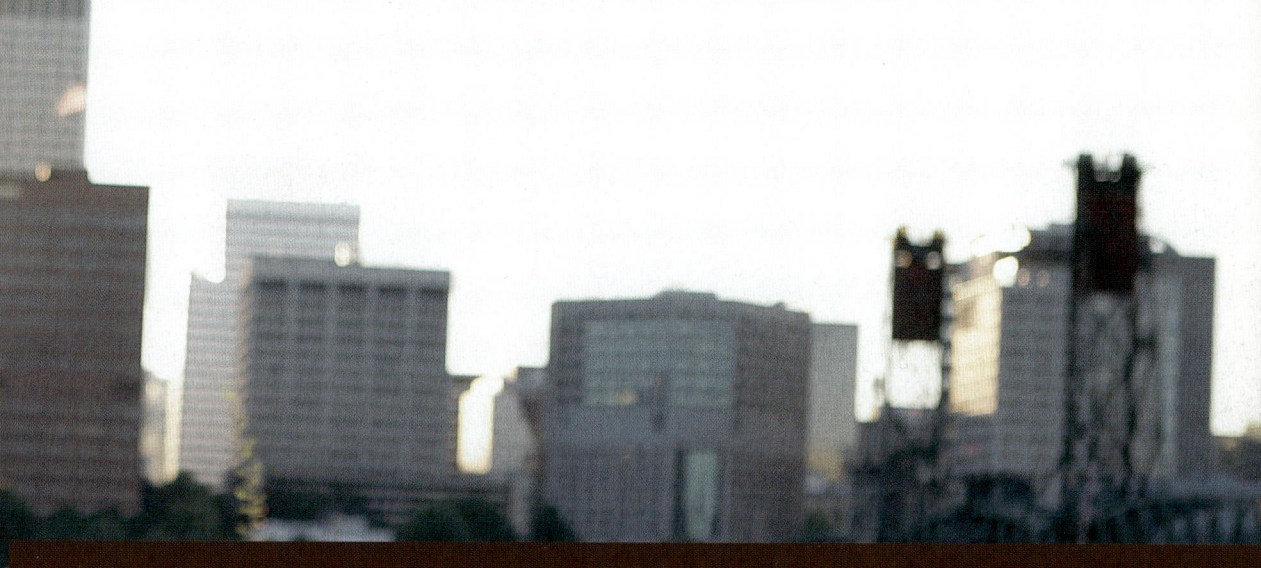

Fit werden statt fett bleiben

Sport verwandelt Ihren noch stotternden Stoffwechsel in einen ökonomisch laufenden Motor. Kohlenhydrate, Fette und Proteine halten ihn am Laufen. Je besser Ihr Trainingszustand, desto effektiver können Sie die ungeliebten Fette nutzen.

Neustart für Körper und Stoffwechsel

Auch wenn es nicht auf den ersten Blick sichtbar ist: Bewegung sorgt für eine umfassende Umstrukturierung in Ihrem Organismus, die das Abnehmen langfristig erleichtert.

Ihr persönliches Speck-weg-Programm beginnt damit, dass Sie den Kalorienverbrauch ankurbeln. Und dafür ist Sport zweifellos die beste Methode. Das ist seit langem bekannt. Dennoch kursieren nach wie vor viele zweifelhafte Trainingsempfehlungen zur Fettverbrennung. Größtes Missverständnis dabei ist, dass die Fettverbrennung meistens mit einem Fettabbau gleichgesetzt wird. Das ist jedoch ein Irrtum! Zum Abnehmen müssen Sie möglichst viele Kalorien verbrauchen.

Der Treibstoff für den Motor Mensch ist das Energiemolekül Adenosintriphosphat (ATP). Diese Verbindung ist die einzige, welche der Körper direkt nutzen kann, um Energie zu erzeugen. Aufgebaut ist sie aus dem Molekül Adenosin und drei (tri) Phosphaten. Um Energie zu gewinnen, wird das ATP in Adenosindiphosphat (ADP, di = zwei) und anorganisches Phosphat (P) gespalten. Zwar gehen zwei Drittel der dabei erzeugten Energie in Form von Wärme verloren, das restliche Drittel wird aber unter anderem dazu genutzt, die Muskeln kontrahieren zu lassen.

Treibstoff für den Motor Mensch

ATP → ADP + P + Energie (z.B. für Muskelkontraktion)

Die gespeicherte Menge an ATP ist sehr gering, so dass die Muskulatur hiermit nur wenige Kontraktionen ausführen kann. ATP muss fortwährend wiederhergestellt (resynthetisiert) werden. Die Leistungsfähigkeit dieser Resyntheseprozesse und die Kapazität der Energie liefernden Substrate (vor allem Fette und Kohlenhydrate) bestimmen die sportliche Leistungsfähigkeit. Die Resynthese des ATP erfolgt im Wesentlichen auf drei Wegen.

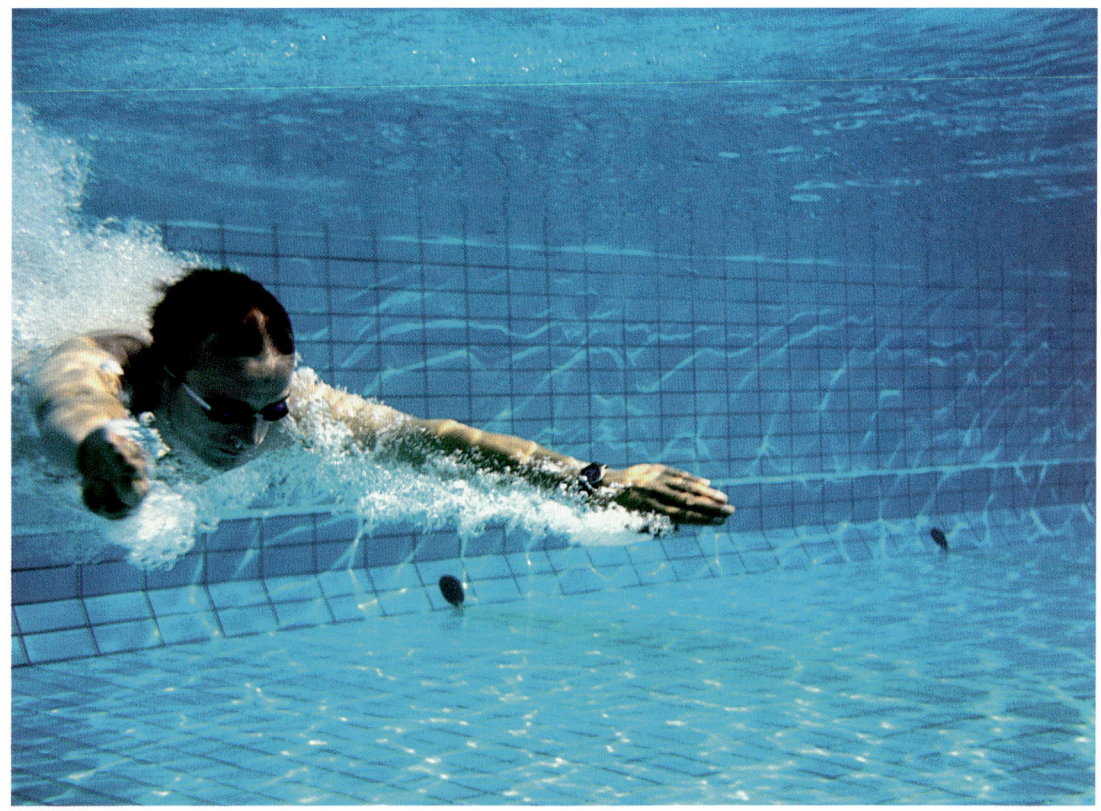

Eintauchen in ein neues Leben: Regelmäßiges Ausdauertraining hat viele positive Auswirkungen auf Ihren Körper.

Zwei dieser Resynthesen werden als anaerobe Wege der Energiebereitstellung bezeichnet, da sie ohne Anwesenheit von Sauerstoff ablaufen, wogegen der dritte Weg nur unter Verbrauch von Sauerstoff möglich ist. Beim Ausdauertraining dominiert die Kohlenhydrat- und Fettsäureverbrennung. Der Stoffwechsel ohne Sauerstoff hat keine Bedeutung, wenn es darum geht, die Ausdauer zu verbessern und Körpermasse abzubauen.

Auf welchen Energiespeicher der Körper bei der ATP-Resynthese primär zurückgreift, hängt von der Intensität und Dauer der Belastung ab. Bei intensiven Belastungen verbrennt der Muskel vor allem Kohlenhydrate, entweder anaerob oder aerob. Je länger ein Sportler unterwegs ist, desto wichtiger wird der Fettstoffwechsel für die Energiegewinnung.

Kohlenhydrate – für den Schnellstart

Kohlenhydrate (Glukose) machen den größten Bestandteil der menschlichen Nahrung aus und werden in Form von Glykogen in den Muskeln und der Leber gelagert. Das Depot in der Leber wird jedoch nur genutzt, um den Blutzuckerspiegel in Ruhephasen und während einer Belastung konstant zu halten. Das gesamte Depot der Kohlenhydrate kann bis zu 500 Gramm umfassen. Das heißt, aus diesem Speicher können maximal 2 000 Kilokalorien gewonnen werden (siehe Grafik).

Wer hält länger durch?

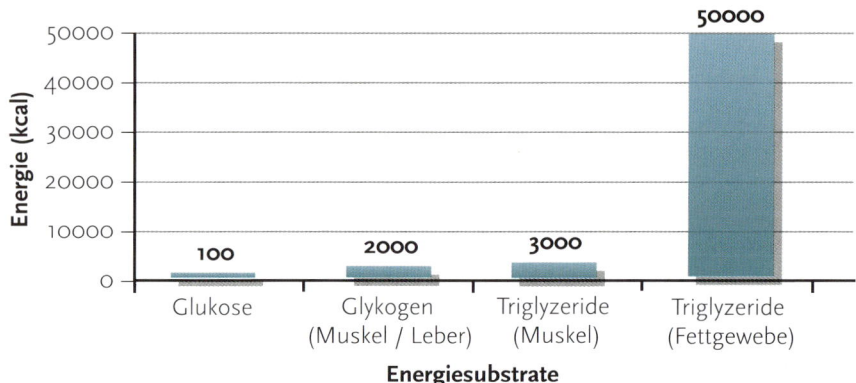

Während die Kohlenhydrat-Reserven im Körper relativ begrenzt sind, ist das Fett-Depot nahezu unerschöpflich.

Anaerob – wenn Sauerstoff fehlt

Bei der Verbrennung von Glukose hat der Organismus zwei Methoden zur Auswahl. Die anaerobe und die aerobe Energiegewinnung. Die anaerobe Energiegewinnung kommt bei kurzen, intensiven Belastungen zum Einsatz. Dabei wird Glukose ohne Sauerstoff abgebaut. Vereinfacht erkennen Sie solche Belastungen daran, dass Sie auch nach Ende der Belastung noch deutlich schneller atmen und nach Luft schnappen.

Die anaerobe Verbrennung läuft zwar sehr schnell ab und den Muskeln steht dass ATP praktisch unmittelbar zur Verfügung, hat aber den Nachteil, dass die Glukose dabei nur unvollständig abgebaut wird und Milchsäure (Laktat) entsteht. Dies kann bei hoher Belastung zu einer Übersäuerung der Muskulatur (Azidose) und Minderung der Leistungsfähigkeit führen, da die Muskelkontraktion gehemmt wird. Den Effekt können Sie zum Beispiel bei 400-Meter-Läufern beobachten, die auf der Zielgeraden oft einbrechen. Ihre Muskulatur ist dann übersäuert und kann die bis dahin geleistete Intensität nicht mehr aufrechthalten. Schließlich lodert auch ein Lagerfeuer nicht ewig, wenn ihm der Sauerstoff entzogen wird.

Den höchsten Anteil am Gesamtverbrauch hat die anaerobe Verbrennung der Kohlenhydrate bei Maximalbelastungen bis etwa 60 Sekunden.

Aerob – langsam, aber effektiv

Bei Ausdauerbelastungen wird die Energie durch die aerobe Verbrennung von Kohlenhydraten und Fetten gewonnen. Voraussetzung dafür ist, dass der Muskulatur ausreichend Sauerstoff zur Verfügung steht – Sie sich also mit einer moderaten Intensität bewegen. Bei der aeroben Kohlenhydrat-Verbrennung kann der Körper in der gleichen Zeitspanne nur halb so viel ATP resynthetisieren wie bei der anaeroben Variante (siehe Tabelle). Dabei kommt es zu keinem zusätzlichen Laktatanfall und die Muskeln übersäuern nicht.

Energielieferanten

	Endprodukt	ATP-Produktion*	Intensität
Kohlenhydrate – anaerob	Laktat	1,0	Hoch
Kohlenhydrate – aerob	CO_2 und H_2O	0,5	Mittel
Fett – aerob	CO_2 und H_2O	0,25	Niedrig

* in μmol/(g · s)

Fette liefern zwar deutlich langsamer Energie, dafür ist der Speicher riesengroß.

Fett: Der Dauerbrenner

Das Fett steht als Energielieferant für die Muskelzellen in zwei Formen zur Verfügung. Erstens als Muskeltriglyzeride, die in den Muskeln gespeichert sind. Untrainierte haben jedoch nur wenig Muskeltriglyzeride gespeichert, so dass der Fettstoffwechsel in den ersten Trainingswochen nur langsam in Gang kommt. Zweitens als freie Fettsäuren (FFS) im Blut, die aus dem eigentlichen Fettgewebe gelöst werden. Diesen Vorgang bezeichnet man als Lipolyse. Je länger die Belastung des Körpers dauert, desto mehr Fette werden zur Energiegewinnung genutzt.

Die Energiegewinnung durch die freien Fettsäuren erfolgt in den Mitochondrien. Der relativ langsame Abbau der Fettsäuren ist ausschließlich aerob möglich, das heißt in Verbindung mit ausreichend Sauerstoff. Aufgrund der Größe der Fettdepots steht der aerobe Fettstoffwechsel bei sehr niedriger Intensität über mehrere Stunden ohne merkbaren Leistungsverlust zur Verfügung. Ein normalgewichtiger Mann mit einem Körpergewicht von 80 Kilogramm hat ungefähr 13 Kilogramm Fett. Diese Reserve würde theoretisch für über 20 Marathonläufe reichen.

Steigt der Energiebedarf über ein gewisses Maß an, kann der sauerstoffabhängige, aerobe Stoffwechsel zur Energiegewinnung weniger genutzt werden. Der schnellere anaerobe Stoffwechsel muss dann vermehrt eingreifen.

Fließender Übergang

Die drei Formen der Energiegewinnung laufen nicht nacheinander, sondern stets nebeneinander ab. Durch Dauer und Intensität verändern sich lediglich die prozentualen Anteile.

Dies bedeutet, dass bei sportlichen Aktivitäten schon vom ersten Schritt an auch Fette verbrannt werden – und nicht erst, wie oft behauptet, nach einer Belastungsdauer von über 30 Minuten (vgl. dazu die Unterscheidung zwischen Fatburning und Fettstoffwechselverbesserung, Seite 43). Insbesondere ein niedrig dosiertes Aufwärmprogramm sorgt dafür, dass der aerobe Stoffwechsel von Beginn an dominant ist. Andererseits gibt es keine Belastung, bei der Sie ausschließlich Fett verbrennen, sondern immer zumindest auch einen geringen Anteil an Kohlenhydraten (Glukose). Daher der Merksatz: „Fette verbrennen im Feuer der Kohlenhydrate."

Der Gesamtumsatz

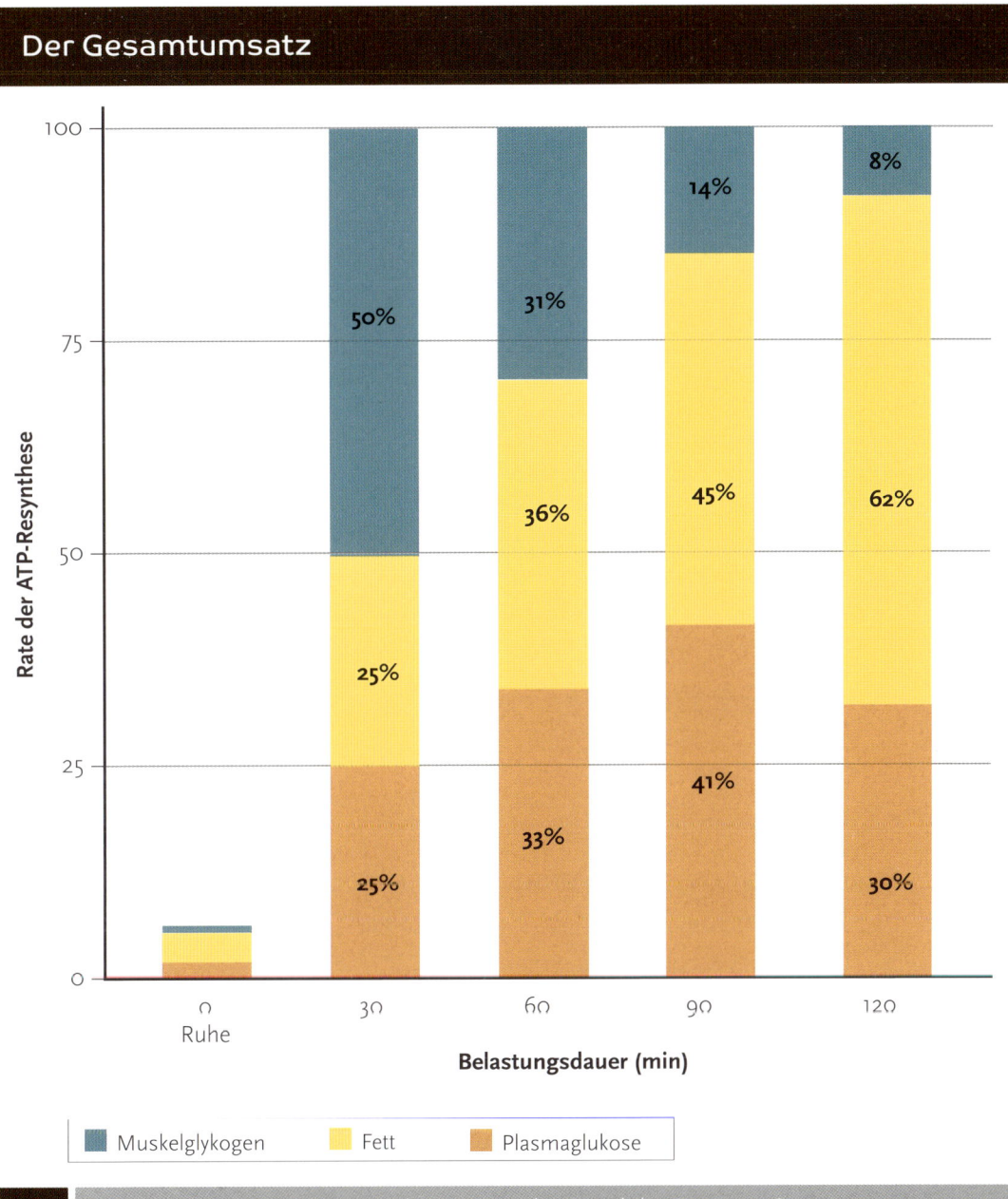

Mit zunehmender Belastungsdauer steigt der Anteil der Fette am Gesamtumsatz.

Nicht zu unterschätzen: Proteine

Bisher widmeten Wissenschaftler ihre Aufmerksamkeit bei der Energiegewinnung fast ausschließlich den Kohlenhydraten und Fetten. Proteine, die vor allem beim Muskelaufbau eine wichtige Rolle spielen, wurden nahezu vernachlässigt.

Werden jedoch bei intensiven Ausdauerbelastungen die Kohlenhydrate knapp, sinkt der Blutzuckerspiegel und die Muskelleistung lässt nach. Um einen stärkeren Abfall des Blutzuckerspiegels zu vermeiden, werden Aminosäuren, die Bausteine der Proteine, dann zur Gewinnung von Glukose eingesetzt. Der Organismus bedient sich zunächst aus seinem eigenen Vorrat, dem so genannten Aminosäurenpool. Ist dieser geleert, kommt es zum Abbau von Muskelproteinen – und damit zum Muskelabbau. Ein Fehlen von Aminosäuren kann zudem zu einem starken Ermüdungsgefühl führen.

In eigenen Studien konnte Professor Hottenrott belegen, dass daher bei extremen Anstrengungen eine zusätzliche Versorgung mit Aminosäuren durchaus sinnvoll sein kann.

So erzielte eine Probanden-Gruppe durch ein sechswöchiges Training im Studio einen Kraftzuwachs von 22,6 Prozent, während die Kontrollgruppe ohne zusätzliche Proteinpräparate (z.B. amino-loges) es nur auf 13,4 Prozent brachte.

Eine weitere Testgruppe aus Radfahrern steigerte ihre Ausdauerleistungsfähigkeit in vier Wochen um 21 Prozent, bei der Kontrollgruppe waren es nur 10 Prozent.

Begrenzte Wirkung: Nachbrenneffekt

Beim Thema Abnehmen wird auch häufig der Begriff Nachbrenneffekt ins Spiel gebracht. Die These: Nicht nur wahrend des Trainings wird mehr Energie verbraucht, sondern auch danach hat der Körper noch einen höheren Bedarf. Zum einen, um die entleerten Energiespeicher wieder aufzufüllen, aber auch für die Regeneration des gesamten Organismus. Dieser Effekt, der auch als Afterburner bezeichnet wird, soll auf der Waage wahre Wunder wirken.
Unumstritten ist, dass in den Stunden nach einer Belastung der Energieverbrauch pro Minute höher ist als vor dem Training. Ebenso, dass der Nachbrenner besser zündet, je intensiver die Belastung war. Neue Studien belegen allerdings, dass der Effekt deutlich geringer als bisher vermutet ist. Eine Aus-

wertung von insgesamt zehn Studien zu diesem Thema zeigt, dass der Mehr-
verbrauch in der ersten Stunde nach dem Training im Durchschnitt bei den
Probanden nur 24 Kilokalorien betrug. Und das unabhängig von der Sportart,
also auch nach einem Krafttraining. Fazit: Nur durch den Nachbrenneffekt
werden Sie nicht abnehmen.

Dennoch wird Sportlern immer wieder empfohlen, in den ersten zwei Stunden
nach dem Sport nichts zu essen, da sonst der Nachbrenneffekt total verpuffe.
Dabei wird jedoch nicht berücksichtigt, dass die sofortige Aufnahme eines
Energiegetränks und einer kohlenhydratreichen Kost zu einer schnelleren Regeneration der Energiespeicher beiträgt. Was viel wichtiger ist, als ein paar Kalorien zusätzlich zu verbrennen. So sind Sie nämlich am nächsten Tag wieder
fit und können im frischen Zustand das nächste Training aufnehmen.

Anpassungsfähig: Der Fettstoffwechsel

Um einen hohen Anteil der benötigten Energie aus den Fetten zu gewinnen,
sind sehr lange Belastungen mit einer relativ geringen Intensität notwendig.
Solche Trainingseinheiten für den Fettstoffwechsel – Experten empfehlen zum
Beispiel Dauerläufe über 25 Kilometer mit einem Puls von 65 bis 75 Prozent der
maximalen Herzfrequenz – halten untrainierte Sportler jedoch nicht durch.
Müssen sie auch gar nicht! Erste Verbesserungen für den Fettstoffwechsel
erzielen Anfänger nämlich bereits mit Ausdauerbelastungen ab 30 Minuten.
Außerdem ist es zum Abnehmen nahezu unerheblich, ob die verbrauchten
Kalorien aus Kohlenhydraten oder Fetten gewonnen werden. Hauptsache, Ihre
Kalorienbilanz ist insgesamt negativ. Die positiven Auswirkungen des langen
Fettstoffwechsel-Trainings spüren Sie dagegen schon nach wenigen Wochen:

▶ **Bessere Infrastruktur:** Bereits nach kurzer Zeit steigt die Aktivität der En-
zyme in der Muskulatur, die an der aeroben Energiegewinnung, also auch der
Fettverbrennung beteiligt sind. Außerdem steigt die Anzahl und Größe der
Mitochondrien, in denen das Fett verbrannt wird.

Diese Anpassung des Organismus erfolgt jedoch nur in den Muskeln, die auch
trainiert werden. Dies bedeutet zum Beispiel für Biker, dass sich vornehmlich
die Muskulatur der Beine umstellt – in den Armen gibt es dagegen kaum Veränderungen. Daher sind auch „Ganzkörpersportarten" wie Schwimmen und
Skilanglauf besonders empfehlenswert.

▶ **Nicht sauer werden:** Limitiert wird das Fatburning bei Untrainierten durch einen schnellen Anstieg des Laktatspiegels. Übersäuert der Muskel nämlich zu sehr, sinkt auch die Fettverbrennung. Ab einem bestimmten Laktatgehalt kommt sie sogar komplett zum Erliegen. Der Grund dafür ist, dass das Enzym, das den Transport der freien Fettsäuren zu den Mitochondrien übernimmt, dann die Arbeit einstellt. Ein trainierter Muskel produziert bei gleicher Belastung jedoch deutlich weniger Laktat als ein untrainierter – und kann dadurch auch bei intensiveren Belastungen noch viel besser auf die Fettverbrennung zurückgreifen.

▶ **Umverteilung:** Wie in allen Bereichen des Organismus reagiert der Körper auch auf eine häufigere Beanspruchung des Fettstoffwechsels mit einer phy-

Fettoxidation bei sehr gut und weniger gut Trainierten

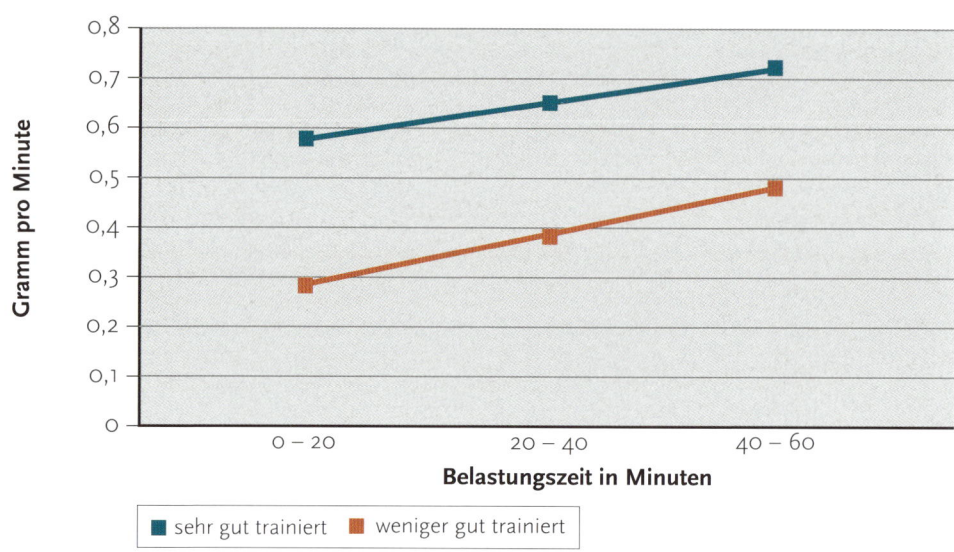

Der Vergleich der Fettverbrennung (g/min) von sehr gut und weniger gut trainierten Männern während 60 Minuten Fahrradergometrie (65% maximale Sauerstoffaufnahme). Während die sehr gut trainierten den Test nüchtern absolvierten, hatten die weniger gut trainierten vor dem Test gefrühstückt.

Je länger die Dauer des Trainings und je besser der Trainingszustand, desto mehr Fette können genutzt werden.

siologischen Anpassung. So verfügen Couch-Potatoes, die bisher nicht aktiv sind, über keine Fettdepots in der Muskulatur. Durch ein Ausdauertraining wird jedoch auch Fett in der Muskulatur eingelagert. Dem Körper wird es leichter gemacht, auf diese Reserve zurückzugreifen – sowohl bei Belastung als auch in Ruhe.

▸ **Schutzwirkung:** Der Gesamtcholesterin-Pegel sinkt und die Zusammensetzung der im Blut zirkulierenden Fette verändert sich. Während der Spiegel der aggressiven Triglyzeride und des gefährlichen LDL-Cholesterin sinkt, steigt das Level des guten HDL-Cholesterins, das eine gefäßschützende Wirkung hat und vor Arterienverkalkung bewahrt.

Fünf fitte Fakten

1. Kohlenhydrate und Fette sind die beiden wichtigsten Energiequellen für den Körper.

2. Bei intensiven Belastungen werden vor allem Kohlenhydrate verbraucht. Erfolgt die Energiebereitstellung anaerob, kommt es zusätzlich zu einem Anfall von Laktat.

3. Je länger die Belastung, desto wichtiger werden die Fette als Energielieferant.

4. Gut trainierte Sportler können im Gegensatz zu untrainierten auch bei höheren Belastungsintensitäten Fett nutzen.

5. Ein gut trainierter Fettstoffwechsel hilft nicht nur beim Abnehmen, sondern hat auch positive Auswirkungen auf die Gesundheit.

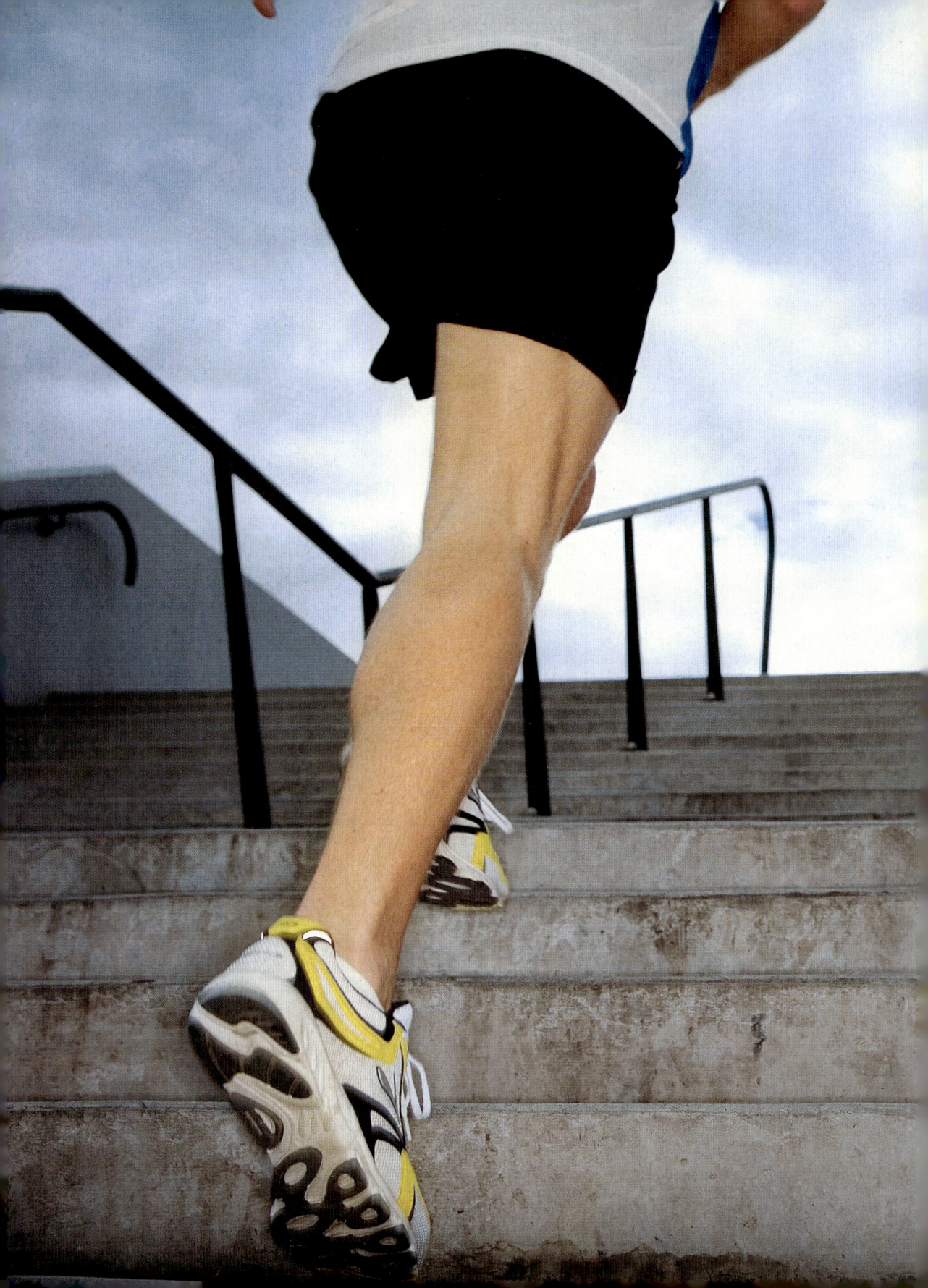

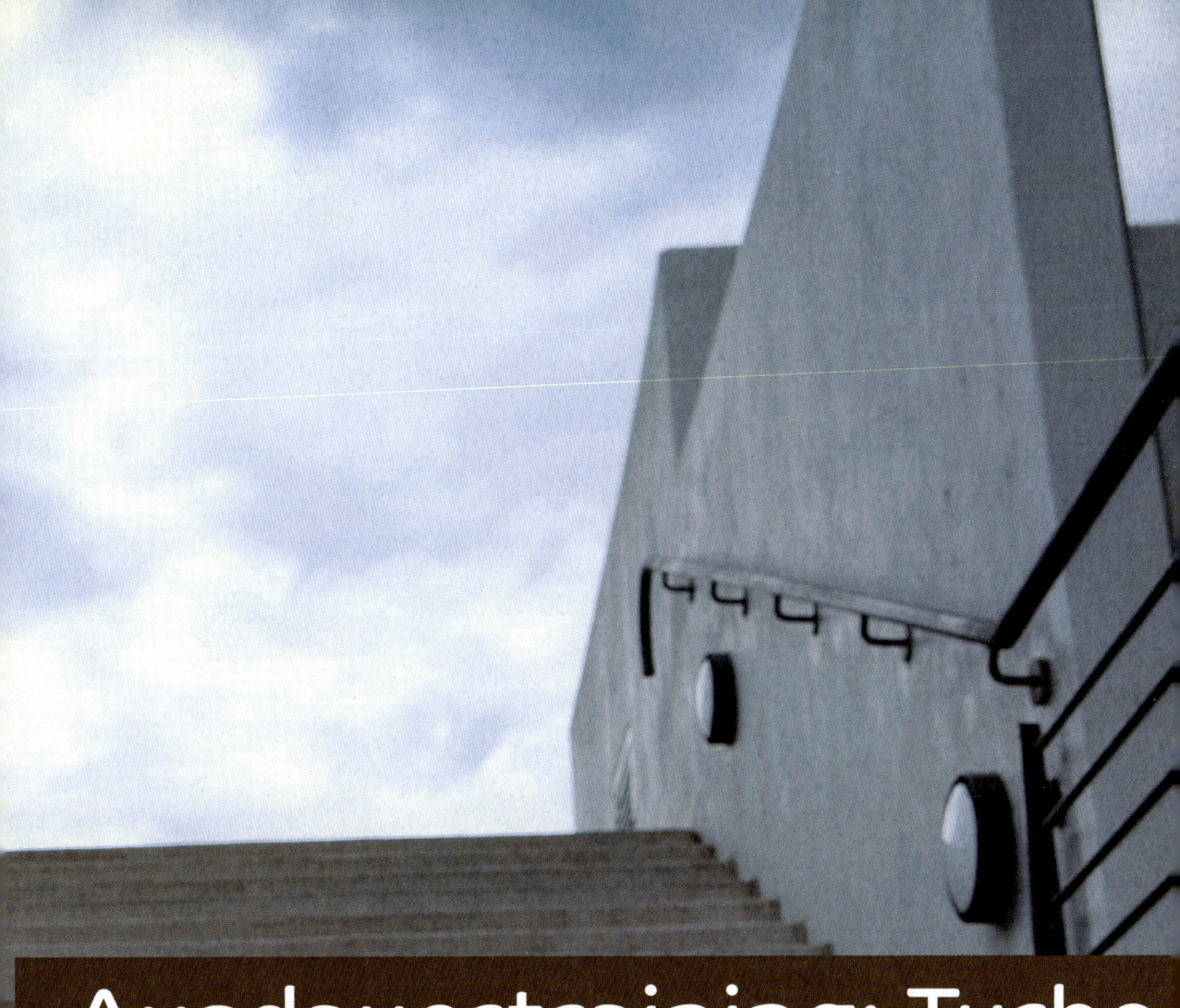

Ausdauertraining: Turbo der Fettverbrennung

Darf es ein bisschen weniger sein? Am Bauchansatz? Rund um die Hüften? Dann sind Sie hier richtig. Denn zum Abnehmen ist ein regelmäßiges Ausdauertraining die beste Wahl. Schließlich sind Joggen & Co. die Kalorienkiller Nummer 1.

Fatburning: Zwei Varianten

Beim Ausdauertraining lohnt sich eine Doppelstrategie: lange Belastungen, um den Fettstoffwechsel in Form zu bringen, und Zwischensprints, um den Kalorienverbrauch zu steigern.

Den Kalorienverbrauch können Sie entweder mit kurzen intensiven Einheiten, wie etwa beim Intervalltraining, oder durch ein Ausdauerprogramm nach der Dauermethode, bei dem Sie zwischen verschiedenen Sportarten wie etwa Laufen, Biken, Inlineskaten, Walken oder Skilanglauf wählen, in die Höhe treiben. Dabei sind diese Disziplinen nicht nur wahre Fatburner, sondern haben auch zwei entscheidende Vorteile:

▶ **Günstig:** Für viele Ausdaueraktivitäten ist kein teures Equipment erforderlich. Läufer benötigen im Sommer zum Beispiel lediglich gute Laufschuhe, T-Shirt und Shorts. Selbst wenn Sie aufs Fahrrad umsatteln wollen, benötigen Sie keinen edlen Hightech-Boliden. Ein ganz normales Tourenrad reicht vollkommen aus.

▶ **Flexibel:** Natürlich können Sie ein Krafttraining auch daheim absolvieren. Doch für komplexe Übungen benötigen Sie ein Equipment, das Sie in der Regel nur im Fitness-Studio finden. Ausdauersport können Sie dagegen überall und selbstständig betreiben, ohne dass Sie auf Öffnungszeiten und Mitgliedschaften angewiesen sind.

▶ **Einfach:** Laufen und Radfahren kann jeder, auch beim Schwimmen haben die meisten gewisse Grundlagen. Und selbst als absoluter Anfänger werden Sie auf Inline-Skates schnell Spaß haben. Ausdauersportarten erfordern eben in der Regel kein aufwendiges Technik-Training. Das erleichtert auch die Suche nach Trainingspartnern. Denn während auf dem Tennis-Court zwischen Anfängern und Fortgeschrittenen kaum ein ordentliches Spiel zustande kommt, können Profis beim Ausdauertraining ganz leicht einen Gang zurückschalten. Aber seien wir realistisch: Das Gros der Jogger und Skater hat sich diesen Sportarten verschrieben, weil Ausdauerdisziplinen ausgesprochene Kalorienkiller sind. Dabei werden umso mehr Kalorien verbraucht, je mehr Muskeln an der Bewegung beteiligt sind. Wissenschaftliche Messungen haben dabei folgende Werte ergeben, die allerdings individuell variieren können:

Kalorienverbrauch pro Stunde

Sportart	bei einem Gewicht von ...				
	75 kg	**85 kg**	**95 kg**	**105 kg**	**115 kg**
Laufen 7 min/km	610	690	775	855	940
Laufen 5 min/km	935	1060	1185	1310	1435
Bike 15 km/h	450	510	570	630	690
Bike 25 km/h	765	870	970	1070	1170
Schwimmen Kraul 2 km/h	480	545	610	675	740
Inline	540	610	685	769	830
Walking	495	560	630	690	760
Rudern	650	735	820	910	990
Skilanglauf	705	795	890	985	1075

Bei komplexen Bewegungen bleiben mehr Kalorien auf der Strecke als beim Biken oder Walken.

Fettstoffwechseltraining und Fatburning

Obwohl die beiden Begriffe immer wieder verwechselt werden, hat ein reguläres Fettstoffwechseltraining nichts oder zumindest nur sehr wenig mit dem von Übergewichtigen angestrebten Fatburning zu tun. Eigentlich ist es ganz einfach: Das Fettstoffwechseltraining ist eine Ausdauereinheit mit geringer bis mittlerer Intensität, die das Ziel hat, den Organismus für sehr lange Belastungen, wie zum Beispiel einen Marathon oder ein Radrennen, zu trimmen. Wollen Sie dagegen Ihrem Gewicht zu Leibe rücken, sollten Sie hin und wieder auch mal die Intensität steigern, wodurch sich der Energieverbrauch stark erhöht und eine negative Tagesenergiebilanz erreicht wird – das bezeichnet man dann als Fatburn-Training.

Fettstoffwechsel – lang und langsam

Bis eine Muskelzelle in der Lage ist, vermehrt Fettsäuren zur Energiebereitstellung beim Training zu nutzen, bedarf es eines mehrmonatigen Ausdauertrainings. Denn in der Form, wie sich das Fett an Ihren Hüften abgelagert hat, kann es der Körper gar nicht für den Stoffwechsel nutzen. Erst nach wiederholten längeren Ausdauereinheiten (möglichst über 30 Minuten) kommt es zu einer erhöhten Aktivität fettspaltender Enzyme und damit zu einem Trainingseffekt in diesem Bereich.

Natürlich werden auch schon in der ersten halben Stunde Fette verstoffwechselt, aber um Anpassungen auszulösen, ist eine längere Belastungsdauer notwendig. Insofern ist es ein Mythos, dass die Fettverbrennung erst nach 30 Minuten einsetze und vor allem bei niedriger Intensität auf Hochtouren laufe. Wie viele Fette werden nun verbrannt? Bei langsamer Geschwindigkeit ist der prozentuale Anteil der Fettverbrennung am höchsten (siehe Grafik), bei verschärftem Tempo steigt jedoch der gesamte Kalorienbedarf und damit auch die Menge der absolut verbrauchten Fettkalorien. Und darauf kommt es bei der Gewichtsabnahme letztlich an!

Die Fettverbrennung ist in Ruhe und von der ersten Belastungsminute an als Energielieferant zu einem gewissen Maß beteiligt. Bei einer Belastungsintensität von etwa 65 Prozent der maximalen Sauerstoffaufnahme, was etwa 75 Prozent der maximalen Herzfrequenz entspricht, ist das Verhältnis zwischen Kohlenhydraten und Fetten bei der Energiegewinnung nahezu ausgewogen. Wird die Intensität weiter erhöht, sinkt die Fettverbrennung rapide ab. Dies ist – um es noch einmal zu wiederholen – für das schnelle Abnehmen nicht entscheidend. Allerdings ist für ein langfristig angelegtes Gewichtsmanagement ein zusätzliches Ausdauertraining in geringer bis mittlerer Intensität wichtig.

Energiebereitstellung während 30 Minuten Fahrradergometer

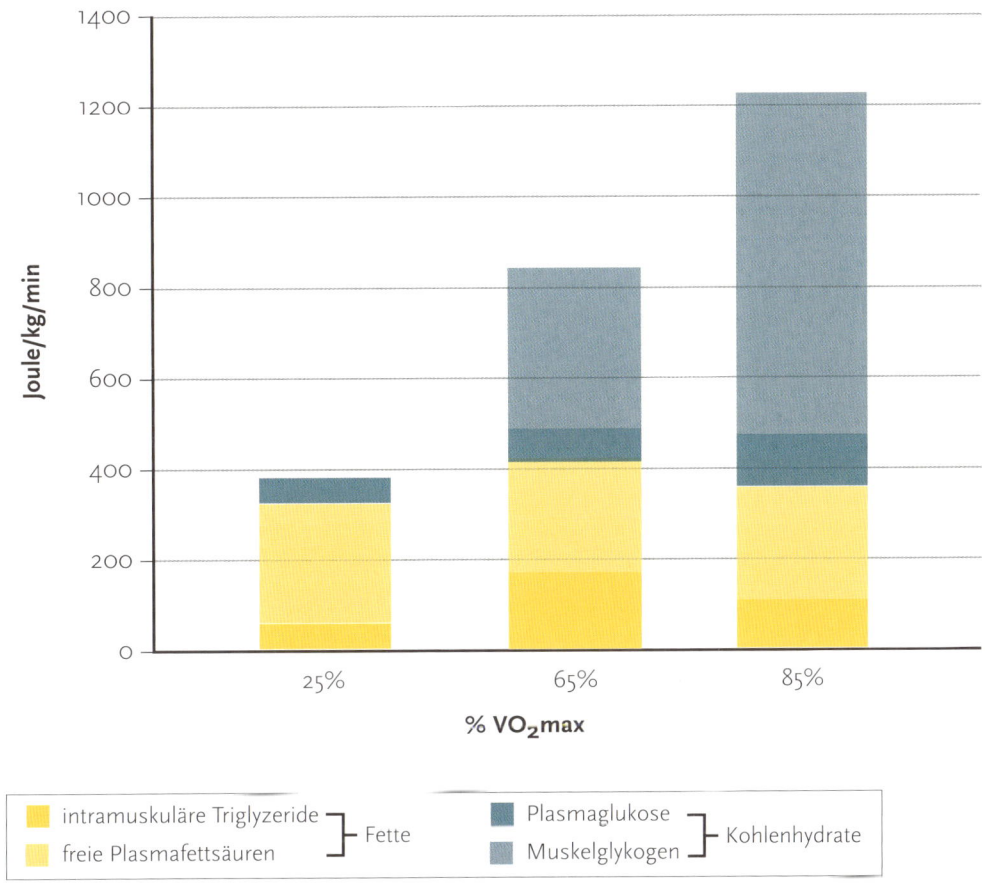

Die vier Energielieferanten intramuskuläre Triglyzeride, freie Plasmafettsäuren, Plasmaglukose und Muskelglykogen in Abhängigkeit von der Intensität, ausgedrückt als Prozent maximale Sauerstoffaufnahme (% VO_2max), während jeweils 30 Minuten Fahrradergometrie.

Bei niedriger Intensität wird prozentual mehr Fett verbrannt, der Gesamtverbrauch ist geringer.

Fatburning – kurz und knackig

Letztlich verhält sich Ihr Körper wie ein Motor: Drücken Sie auf der Autobahn so richtig aufs Gaspedal, schluckt das Fahrzeug deutlich mehr Benzin. Genauso funktionieren Ihre Muskeln. Legen Sie beim Biken einen schwereren Gang ein, müssen Sie bei gleicher Tretfrequenz mehr leisten – und verbrauchen so natürlich auch mehr Kalorien.

Gerade Einsteiger sollten das klassische Fettstoffwechseltraining nicht vernachlässigen. Damit erarbeiten Sie sich die Grundlagen, um auch intensive Einheiten durchzustehen. Außerdem profitieren Sie so auch von den gesundheitlichen Vorteilen eines Ausdauertrainings – was ein gewichtiger Aspekt ist.

Wer also bereits regelmäßig einen Ausdauersport betreibt und trotzdem den Kilos den Kampf angesagt hat, darf sich hin und wieder auch auspowern. Für Einsteiger ist dies jedoch selten sinnvoll: Sie bringen nicht die konditionellen Voraussetzungen mit, um bei hoher Intensität lange zu laufen oder zu biken und haben dann am Ende unter Umständen auch absolut weniger Kalorien verbraucht, als wenn sie es langsam angegangen wären – von dem zusätzlichen Stress und den negativen Wirkungen auf das Immunsystem ganz zu schweigen.

Die richtige Intensität

Fitness-Sportler und Einsteiger trainieren nach der Dauerleistungsmethode. Das bedeutet, dass Sie während des gesamten Trainings in einem relativ gleichmäßigen Tempo unterwegs sind und die Herzfrequenz keine großen Schwankungen vollzieht. Wollen Sie beim Sport hauptsächlich der Gesundheit einen langen Atem verschaffen, Ihre Blutfettwerte positiv beeinflussen und Ihr Immunsystem stärken, sind Sie damit auch richtig unterwegs.

Durch die Pulskontrolle mit einem Herzfrequenzgerät vermeiden Sie Überlastungen. Ihr Puls sollte sich während des Trainings in einem Bereich zwischen 60 und 80 Prozent der maximalen Herzfrequenz bewegen. Diese ermitteln Sie am besten durch einen Maximal-Test oder durch Eingabe ihrer persönlichen Daten in ein Herzfrequenz-Messgerät. Eine Orientierung an der Faustformel 220 minus Lebensalter ist nicht sinnvoll.

Pulsmesser helfen, die richtige Belastungsintensität zu finden. Dennoch sollten Sie auf Ihren Körper achten, sich wohl fühlen und eine mittlere Anstrengung spüren. Können Sie sich noch entspannt mit Ihrem Trainingspartner unterhalten, sind Sie auf dem richtigen Weg.

Nicht unterfordern

Ein langfristiges Kaloriendefizit erzielen Sie nur, wenn Sie regelmäßig mehrmals pro Woche trainieren. Die Belastungsdauer hängt dabei auch von der Sportart ab. Als Mindestmaß empfehlen wir für

- Schwimmen: 30 Minuten
- Laufen: 30 Minuten
- Walken: 45 Minuten
- Skaten: 60 Minuten
- Biken: 75 Minuten

Um möglichst viele Kalorien zu verbrennen, dürfen Sie bei ein bis zwei Einheiten in der Woche den Puls in die Höhe treiben. Werte von bis zu 85 Prozent der maximalen Herzfrequenz stellen bei guter Gesundheit kein Problem dar. Sie sollten allerdings die intensiven Einheiten mit einem Warm-up und Cool-down von jeweils 10 Minuten bei niedriger Intensität vor- und nachbereiten. Das verringert zum einen die Verletzungsgefahr, da die Muskeln so schonend auf Betriebstemperatur gebracht werden. Außerdem beginnt schon während des Cool-downs die Regeneration und Sie sind schneller wieder fit für die nächste Einheit.

Die schnellsten Fortschritte für die Fitness machen Sie, wenn Sie
- **zuerst die Anzahl der Einheiten,**
- **dann die Dauer der Einheiten**
- **und erst zuallerletzt die Intensität steigern.**

Damit nicht nur Ihr Gewicht sinkt, sondern auch die Fitness steigt, muss das Training auch variieren. Das gilt sowohl für die Zeit, die Sie unterwegs sind, als auch für das Tempo.

Einsteiger lassen es am besten langsam angehen. So können Sie schon bald im Training genug Gas geben, damit sich möglichst viele Kalorien in Wohlgefallen auflösen. Das kostet zwar ein wenig mehr Zeit, sorgt aber dafür, dass Sie Ihre Ausdauer kontinuierlich verbessern – und damit auch intensivere Belastungen wegstecken können.

Fatburning für Fortgeschrittene

Wie schafft man es also, trotz hoher Intensität möglichst lange unterwegs zu sein? Die Lösung lautet: Intervalltraining. Bei einer solchen Einheit legen Sie mehrere Tempoerhöhungen ein. So können Sie hohen Kalorienverbrauch erreichen und den Fettstoffwechsel in den Intervallpausen zugleich ankurbeln.

Beim Intervalltraining hängt die Länge der Tempoabschnitte von der Sportart und der individuellen Fitness ab. Ein klassisches Laufprogramm wäre zum Beispiel:
- ► 10 Minuten locker einlaufen
  - ► 5 x 2 Minuten Tempo mit jeweils 4 Minuten Trabpause
- ► 10 Minuten locker auslaufen

Wären Sie ständig mit einer solch hohen Geschwindigkeit unterwegs wie während der Tempo-Abschnitte, würde der Laktatspiegel nach einer Weile so sehr ansteigen, dass die Fettverbrennung vollkommen zum Erliegen käme. Beim Intervalltraining übersäuern die Muskeln dagegen nicht so schnell und in den Verschnaufpausen können sogar Fettsäuren mobilisiert und ins Blut transportiert werden, die dem Muskel dann als Energielieferant zur Verfügung stehen.

Wie effektiv ein solches Intervalltraining im Vergleich zur Dauermethode ist, konnten kanadische Wissenschaftler belegen. Sie verglichen über 20 Wochen zwei Gruppen miteinander, die beide jeweils dreimal pro Woche trainierten. Die eine absolvierte ein Zirkeltraining mit Intervallen von bis zu 90 Sekunden Dauer, die andere ein gemäßigtes Ausdauertraining über 45 Minuten. Ergebnis: Die Intervallsportler verbrauchten in der gleichen Zeit rund neunmal so viel Fett und bauten gleichzeitig deutlich mehr Muskelmasse auf. Die Sportler in der Studie waren allerdings in guter Kondition. Für untrainierte und ältere Menschen ist ein dreimaliges Zirkeltraining pro Woche nicht zu empfehlen.

Pulsformeln – Training mit Herz

Moderne Technik ist längst nicht mehr nur den Profis vorbehalten. Herzfrequenzgeräte, die EKG-genau den Puls während der Belastung messen, gibt es inzwischen in jeder Preisklasse. Vom einfachen Einsteigergerät vom Discounter bis zur Hightech-Uhr, mit der sich das Training sogar am Computer auswerten lässt. Doch ihr Geld wert ist eine solche Uhr natürlich nur, wenn Sie die Werte deuten können und Ihr Training entsprechend anpassen.

Wie hoch Ihr Puls während der Belastung schlagen sollte, hängt von Ihrem Trainingsziel und von Ihrer Leistungsfähigkeit ab.

In den zurückliegenden Jahren wurde immer wieder der Versuch unternommen, die optimale Trainingsintensität über einfache Pulsformeln (z.B. Trainingspuls = 180 – Lebensalter) festzulegen. Bei diesen Empfehlungen bleiben jedoch Geschlecht, Leistungsfähigkeit, Trainingsziel und Sportart unberücksichtigt. Professor Hottenrott hat eine neue Formel entwickelt, die alle diese Faktoren einschließt.

Herzfrequenzformel nach Hottenrott

$$\text{THF} = \text{HF}_{max} \cdot 0{,}70 \cdot \text{LF} \cdot \text{TZ} \cdot \text{GF} \cdot \text{SP}$$

THF: Trainings-Herzfrequenz

HFmax: 208 minus 0,7 x Lebensalter für Erwachsene bzw. 220 minus Lebensalter für Kinder und Jugendliche. Die Formel sollte nur angewendet werden, wenn die maximale Herzfrequenz nicht durch einen sportartspezifischen Test bestimmt werden kann.

LF (Leistungsfaktor): Einsteiger = 1,0; Fitness-Sportler = 1,03; Leistungssportler = 1,06

TZ (Trainingsziel): Grundlagenausdauer = 1,0; Grundlagenausdauer 1–2 = 1,1; Grundlagenausdauer 2 = 1,2

GF: (Geschlecht): Männer = 1,0; Frauen: niedrige Intensität = 1,10; mittlere Intensität = 1,06; hohe Intensität = 1,03

SP (Sportart): Laufen = 1

Demnach ist die Trainings-Herzfrequenz ein Produkt mehrerer Faktoren. Die Leistungsfaktoren (LF) berücksichtigen die Veränderung der Herzfrequenz in Abhängigkeit von der Ausdauerleistungsfähigkeit. Einsteiger wählen den Faktor 1,0, Fitness-Sportler den Faktor 1,03 und Leistungssportler den Faktor 1,06. Die Trainingszielfaktoren (TZ) bestimmen die Herzfrequenz für drei typische Belastungsbereiche, nämlich für das Fettstoffwechsel- bzw. Grundlagenausdauertraining 1, das Herzkreislauf- bzw. Grundlagenausdauertraining 1–2 und für das Grundlagenausdauertraining 2 (intensives Ausdauertraining). Die Geschlechtsfaktoren (GF) tragen intensitätsabhängig zu einer geschlechtsspezifischen Pulskorrektur bei. Frauen geben bei niedriger Intensität (Fettstoffwechseltraining) den Faktor 1,10 ein, bei mittlerer Intensität den Faktor 1,06 und bei hoher Intensität den Faktor 1,03. Für Männer beträgt der Faktor 1,0. Diesen Faktor müssen Männer bei der Berechnung der Trainingsherzfrequenz also nicht berücksichtigen. Der Sportfaktor (SP) passt die Trainings-Herzfrequenz an die unterschiedlichen sportartspezifischen Anforderungen bezüglich des Herz-Kreislauf- und Stoffwechsel-Systems an. Faktor 1 gilt für die Sportart

Laufen. (Die Faktoren für verschiedene andere Sportarten wie Radfahren, Inlineskating, Skilanglauf, Nordic Walking werden derzeit noch durch aktuelle Untersuchungen ermittelt.)

Beispiel für einen Mann mit einer maximalen Herzfrequenz von 180 Schlägen/Minute		
Einsteiger	**Fitness-Sportler**	**Leistungssportler**
Fettstoffwechseltraining (GA 1)		
126	130	134
Herzkreislauftraining (GA 1–2)		
139	143	147
Intensives Ausdauertraining (GA 2)		
151	156	160

Wer nicht den Taschenrechner zur Ermittlung der Herzfrequenzbereiche nutzen möchte, sondern einen komfortablen Herzfrequenzrechner, kann von der Internetseite www.hottenrott.info ein Programm kostenlos downloaden. (Dort werden auch weitere Forschungsergebnisse bekannt gegeben.)

Fatburn-Puls

Trainingsempfehlungen zum Abnehmen gipfeln oft in einem Fatburn-Puls, also einem Bereich der Herzfrequenz, in dem die Fettverbrennung am besten zünden soll – um so den Gewichtsverlust zu beschleunigen. Solche Ratschläge basieren jedoch oftmals auf der Annahme, dass für das Abnehmen einzig und allein die Fettverbrennung ausschlaggebend ist und hierfür ein ganz bestimmter Pulswert eingehalten werden muss. Dies ist nicht richtig, denn die Fettverbrennung verläuft in einer gewissen Intensitätsspanne. Einen Fatburn-Puls gibt es also nicht, nur einen optimalen Pulsbereich für die Fettverbrennung.

Bei Männern exakt: Kalorienzähler

Neben aktuellem und durchschnittlichem Puls zeigen viele Herzfrequenzmesser inzwischen auch den Kalorienverbrauch beim Training an. Doch diese Berechnung ist nur exakt, wenn Sie auf dem Chip der Uhr möglichst viele Daten speichern können. Dazu gehören Alter, Gewicht, Geschlecht, Fitness-Level und Belastungsintensität.

Eine vergleichende Studie von Professor Hottenrott zu sechs Pulsgeräten unterschiedlicher Hersteller ergab, dass die Kalorien bei Frauen sehr ungenau gezählt werden. Wahrscheinlich arbeiten fast alle Hersteller mit Formeln, denen der Kalorienverbrauch von Männern zu Grunde liegt. Die besten Resultate liefern die Pulsuhren demnach für leicht übergewichtige Männer (BMI > 25). Bei ihnen lag die Abweichung gegenüber den Laborwerten bei lediglich 6,2 Prozent (siehe Grafik). Bei Normalgewichtigen waren es zwar 11,2 Prozent, verglichen mit den Abweichungen von über 100 Prozent bei den Frauen ist dieser Wert für das Kalorienzählen im Training aber durchaus zufrieden stellend.

Während die Werte für Männer relativ genau sind, liefern Pulsuhren für untergewichtige Frauen kaum brauchbare Ergebnisse.

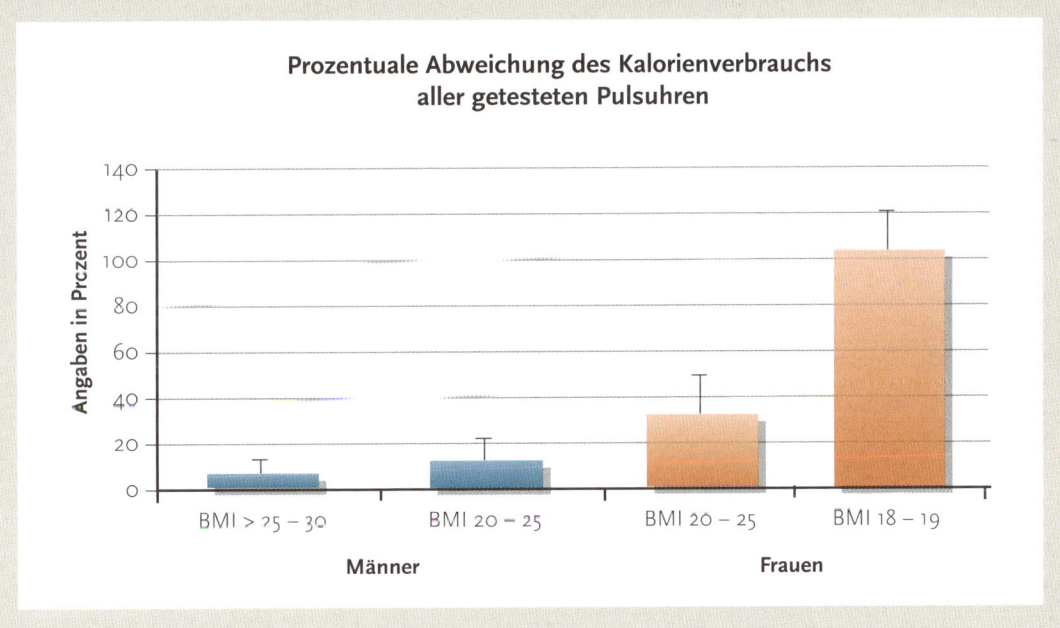

Prozentuale Abweichung des Kalorienverbrauchs aller getesteten Pulsuhren

Tops & Flops beim Fatburning

Trainieren ohne Frühstück, eine Tasse Kaffee vor dem Lauf und zusätzliche Gewichte beim Joggen – all dies hilft Ihnen, die Fettverbrennung anzukurbeln. Wir beweisen es Ihnen.

Wer abnehmen möchte, hat meist nur ein Ziel: weg mit dem Fett – und das möglichst schnell. Doch welche Möglichkeiten gibt es, um bei der Fettverbrennung den Turbo zu zünden? Leider lässt sich Ihr Körper nicht so einfach austricksen und es wird Ihnen kaum gelingen, den Kalorienverbrauch entscheidend zu beeinflussen. Doch einige Tricks helfen tatsächlich dem Fettstoffwechsel auf die Sprünge. Wir zeigen Ihnen, was wirklich hilft und was Sie gleich wieder vom Trainingsplan streichen können.

▸ **Nüchtern trainieren:** Aufstehen, raus aus dem Bett und ohne Frühstück ab zum Sport – bringt das was? Um dies heraus zu finden, untersuchte Professor Hottenrott elf Triathleten beim Radfahren. Mindestens 10 Stunden nach der letzten Nahrungsaufnahme absolvierten diese ein 90-minütiges aerobes Biketraining mit einer Intensität von 75 Prozent der maximalen Herzfrequenz. Nach dem kohlenhydratreichen Frühstück fuhren sie die Strecke nochmals unter den gleichen Vorgaben. Gemessen wurden vor und jeweils 30 Minuten nach dem Radfahren die Laktatkonzentration und der Gehalt der freien Fettsäuren (FFS). Nach dem Frühstück war die FFS-Konzentration bereits in Ruhe deutlich niedriger als bei einem Training auf nüchternen Magen. Zwar erhöhte sie sich im Laufe der Belastung langsam, aber längst nicht so stark wie ohne vorheriges Frühstück.

Die Aktivierung des Fettstoffwechsels lässt sich also durch die Nahrungsaufnahme beeinflussen. Besteht ein niedriger Blutzuckerspiegel wie etwa direkt nach dem Aufstehen, werden vermehrt FFS zur Energiegewinnung genutzt. Allerdings bedeutet dies nicht, dass Sie dadurch den Kalorienverbrauch erhöhen und/oder schneller abnehmen. Der Lauf auf leeren Magen sorgt lediglich für ein Training des Fettstoffwechsels – die Muskeln lernen die Kohlenhydratreserven zu schonen und greifen besser auf die Fettreserven zurück. Gleichzeitig erhöhen Sie Ihre Ausdauerfähigkeit und sind damit besser für ein intensives Fatburn-Training gewappnet.

Möglichkeiten der Gewichtsreduktion

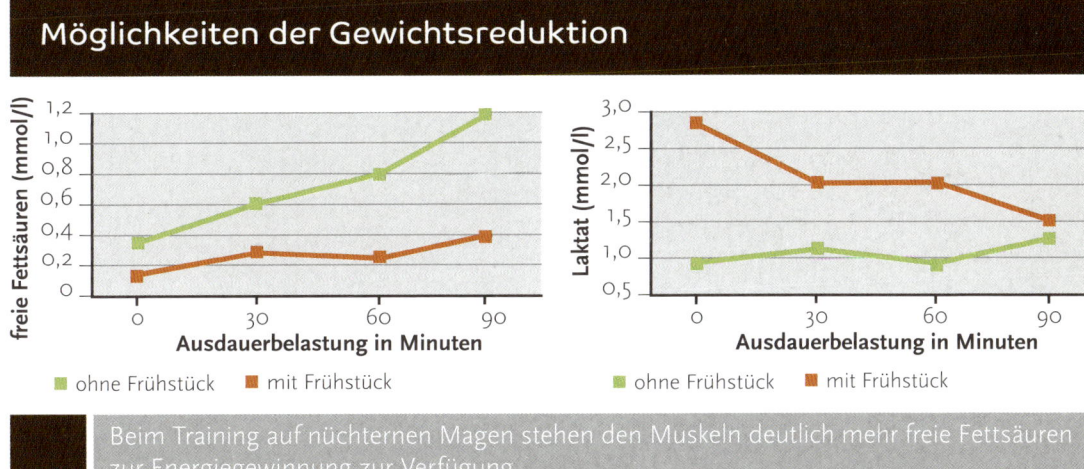

Beim Training auf nüchternen Magen stehen den Muskeln deutlich mehr freie Fettsäuren zur Energiegewinnung zur Verfügung.

Trotzdem sollten Sie sich dabei nicht überfordern: 30 bis 60 Minuten bei einem sehr ruhigen Tempo sind optimal. Länger und schneller bringt nichts – und das Frühstück haben Sie sich danach allemal verdient.

▶ **Koffein:** Das im Kaffee enthaltene Koffein ist nicht nur ein Wachmacher, sondern hat zudem noch eine hervorragende lipolytische Wirkung. Es erhöht also die Konzentration der freien Fettsäuren. Und je mehr davon im Blut vorhanden sind, desto leichter können die Muskeln auf sie als Energielieferant zurückgreifen. Zudem verzögert der Kaffee das Hungergefühl. Vor einem Nüchtern-Lauf am Morgen ist eine Tasse Kaffee also eine gute Methode, um dem Fettstoffwechsel noch zusätzlich auf die Sprünge zu helfen.

Allerdings ersetzt die Tasse Kaffee nicht das eigentliche Training. Denn die Enzyme, die für einen erhöhten Umsatz der freien Fettsäuren sorgen, werden so nicht trainiert – das erreichen Sie nur mit einem Ausdauertraining. Abwarten und Kaffee trinken wird an Ihrem Gewicht also nichts ändern.

▶ **Handarbeit:** Den Kalorienverbrauch können Sie zusätzlich in die Höhe treiben, indem Sie in jede Hand eine kleine Hantel mit auf den Weg nehmen. In einer Studie von Professor Hottenrott liefen fünf Probanden mit einem Tempo von 10 Stundenkilometern viermal 15 Minuten auf einem Laufband – erst ohne Gewicht, dann mit je einem Paar 1, 2 und 4 Kilogramm schweren Hanteln. Das Ergebnis: Der Energieverbrauch konnte tatsächlich gesteigert werden. Um Verspannungen im Schultergürtel zu vermeiden, sind 1-Kilo-Hanteln optimal.

Anfänger sollten maximal 30 Minuten joggen. Der Energieverbrauch steigt bereits um 7 Prozent an. Bei noch höheren Gewichten bleiben zwar noch mehr Kalorien auf der Strecke, doch kommt es aufgrund der Massenbeschleunigungen nicht nur zu muskulären Verspannungen, sondern der Laufstil wird katastrophal. Ein Argument wird gern zum Laufen mit Hantel angeführt: Es trainiere gleichzeitig die Oberarm-, Schulter- und Brustmuskulatur. Sicher ist ein Effekt nachweisbar, dennoch sind gezielte Kraftübungen wirksamer. Ausdauer und Kraft lassen sich in einer Trainingseinheit nicht optimal trainieren.

Zusätzliche Gewichte erhöhen den Energieverbrauch

	Puls (Schläge / Min)	Verbrauch (kal / 15 Min)	Fettanteil (in % / absolut)	Prozentuale Steigerung
Ohne Hantel	126	150	46 % / 69 kal	
1-Kilo-Hantel	130	161	44 % / 70,84 kal	7 %
2-Kilo-Hantel	136	175	41 % / 71,75 kal	17 %
4-Kilo-Hantel	147	195	33 % / 64,35 kal	30 %

▸ **Lokales Abnehmen:** Mit speziellen Programmen (wie etwa Bauch-Beine-Po) soll den individuellen Problemzonen zu Leibe gerückt werden. Insbesondere Fitness-Studios sind äußerst kreativ beim Erfinden neuer Abnehmkurse. Der Erfolg ist in der Regel recht bescheiden. Der Grund: Nicht Sie bestimmen, an welchen Stellen die Fettpolster schmilzen. Der Körper wird sich die für den Sport notwendige Energie schon holen – doch woher, darauf haben Sie keinen Einfluss. Schaffen Sie es also, dass die Pfunde purzeln, können Sie stolz sein. Aber erwarten Sie nicht, dass Sie das entsprechende Gewicht nur an Ihren persönlichen Problemzonen verlieren.

Daher ist ein Krafttraining für die Rumpfmuskulatur besonders sinnvoll. Zusätzlich wird hierbei Energie verbraucht und die Fettverbrennung in der lokalen Muskulatur angekurbelt. Schließlich ist eine kräftige Muskulatur allemal ansehnlicher als die Fettpolster.

Warum dauert es so lange?

Wann sind Sie das letzte Mal auf die Waage gestiegen und konnten tatsächlich behaupten, Ihr Normalgewicht zu haben? Bei vielen wird das schon ein wenig länger her sein. Denn die zusätzlichen Polster, denen Sie nun den Krieg erklären, haben es sich nicht erst gestern an Ihren Hüften bequem gemacht. Zunehmen ist in der Regel ein schleichender Prozess – und auch wenn es deprimierend klingt: Das gilt auch für das Abnehmen.

Selbst wenn Sie Ihr Leben ab sofort radikal ändern, sich ausgewogen ernähren und regelmäßig bewegen, werden Sie die Auswirkungen nicht von heute auf morgen auf der Waage nachvollziehen können. Aber im Inneren Ihres Körpers brodelt es bereits, denn der Organismus stellt sich nach und nach um.

Muskeln wiegen mehr als Fett

Körpergewebe	Dichte (g/cm³)
Muskeln	0,95
Fett	1,05
Knochen	1,70
Wasser	1,00

Neben der Neuordnung des Stoffwechsels ändert sich auch die Zusammensetzung des gesamten Körpers. Denn ein bewegungsarmer Lebensstil hat in den letzten Jahren nicht nur zum Anwachsen der Fettpolster geführt, sondern gleichzeitig die Muskeln schwinden lassen. Diese werden nun durch den Sport wieder aufgebaut – egal, ob beim Ausdauer- oder beim Krafttraining. Dieser positive Effekt ist jedoch auch für den Stillstand auf der Waage mitverantwortlich. Denn Muskeln sind schwerer als Fett!

Zum einen haben sie eine höhere Dichte (siehe Tabelle), was dazu führt, dass das Muskelgewebe von Natur aus etwa 10 Prozent mehr wiegt. Hinzu kommt – und das fällt viel mehr ins Gewicht –, dass Muskeln bis zu 80 Prozent aus

Wasser bestehen. Daher geht der Gewichtsabbau am Anfang viel schleppender voran, als Sie es eigentlich wünschen und erwarten.

Hinzu kommt, dass viele Menschen sich bei ihrem Abnehmprogramm selbst im Wege stehen, weil sie einfach zu viel wollen und die Nahrungsaufnahme drastisch reduzieren. Denn das Fatburning ist am effektivsten, wenn das sportliche Training mit einem gemäßigten Kaloriendefizit einhergeht. Studien haben gezeigt, dass bei einem Kaloriendefizit von über 1 000 Kilokalorien pro Tag der Körper auf eine Notversorgung umschaltet, ähnlich wie bei einer radikalen Diät oder einer Fastenkur. Um seine lebenswichtigen Reserven zu schützen, holt er sich die Energie nicht mehr vornehmlich aus den Kohlenhydraten und Fetten, was eigentlich wünschenswert wäre. Stattdessen nutzt er die Proteine als stille Reserve, wodurch die Muskulatur ab- statt aufgebaut wird.

Lebensgewohnheiten ändern

Neben Sport und Ernährung unterstützt auch eine Änderung der Lebensgewohnheiten das Abnehmprogramm. Denn körperliche Inaktivität ist einer der

Kalorienverbrauch im Alltag

Tätigkeit	Kalorienverbrauch (kcal)*
Gartenarbeit	100
Heimwerken	60
Holzhacken	185
Kochen	45
Spazierengehen	70
Treppensteigen	140
Tragen (mittleres Gewicht)	120

* in 15 Minuten bei einem Körpergewicht von 80 Kilogramm

wichtigsten Auslöser von Übergewicht. Und das bezieht sich nicht nur auf den Sport. So gehen Wissenschaftler davon aus, dass Handy und Fernbedienung dazu geführt haben, dass wir uns rund 150 Kilometer weniger pro Jahr bewegen. Das entspricht zwischen 0,4 und 0,8 Kilogramm Fettgewebe. Um dem entgegenzuwirken, reichen oft schon minimale Veränderungen im Alltag:

▶ **Nicht liften lassen:** Statt Aufzug zu fahren oder die Rolltreppe zu nutzen, steigen Sie ab jetzt die Stufen hoch. Da können im Lauf eines Tages einige Stockwerke zusammenkommen und reichlich Kalorien verbraucht werden.

▶ **Büro-Biken:** Lassen Sie das Auto mal stehen und fahren Sie mit dem Rad zur Arbeit. Ist der Weg zu weit, können Sie das Bike auch auf halber Strecke deponieren oder im Kofferraum mitnehmen und nur den Rest des Weges radeln.

▶ **Persönliches Gespräch:** Klar, den Kollegen zwei Büros weiter kann man auch kurz anrufen. Die Alternative: aufstehen und rübergehen. Ist eh viel netter. Auch den Gang zum Kopierer sollten Sie nicht jedes Mal auf den armen Praktikanten abwälzen.

▶ **Mittags-Walk:** Genießen Sie Ihren Pausensnack statt in der stickigen Kantine doch bei einem entspannten Spaziergang.

Es gibt also genügend Möglichkeiten, mehr Bewegung in den Alltag zu bringen. Nutzen Sie sie! Denn mit jedem Schritt fällt Ihnen das Abnehmen leichter, da auch bei diesen Tätigkeiten über den gesamten Tag gerechnet genügend Kalorien verbrannt werden.

Fünf fitte Fakten

1. Ausdauer ist der beste Kalorienkiller. Grundregel: Je mehr Muskeln an der Bewegung beteiligt sind, desto höher der Energieverbrauch.

2. Fettstoffwechseltraining ist kein Fatburning.

3. Nüchtern trainieren, Koffein und zusätzliche Gewichte können den Abnehmeffekt verstärken.

4. Mehr Bewegung schlägt sich nicht sofort auf der Waage nieder, da sich zuerst die Körperzusammensetzung verändert. Langfristig ist der Erfolg jedoch garantiert.

5. Zusätzliche Bewegung im Alltag erhöht Ihre Erfolgschancen beim Abnehmen.

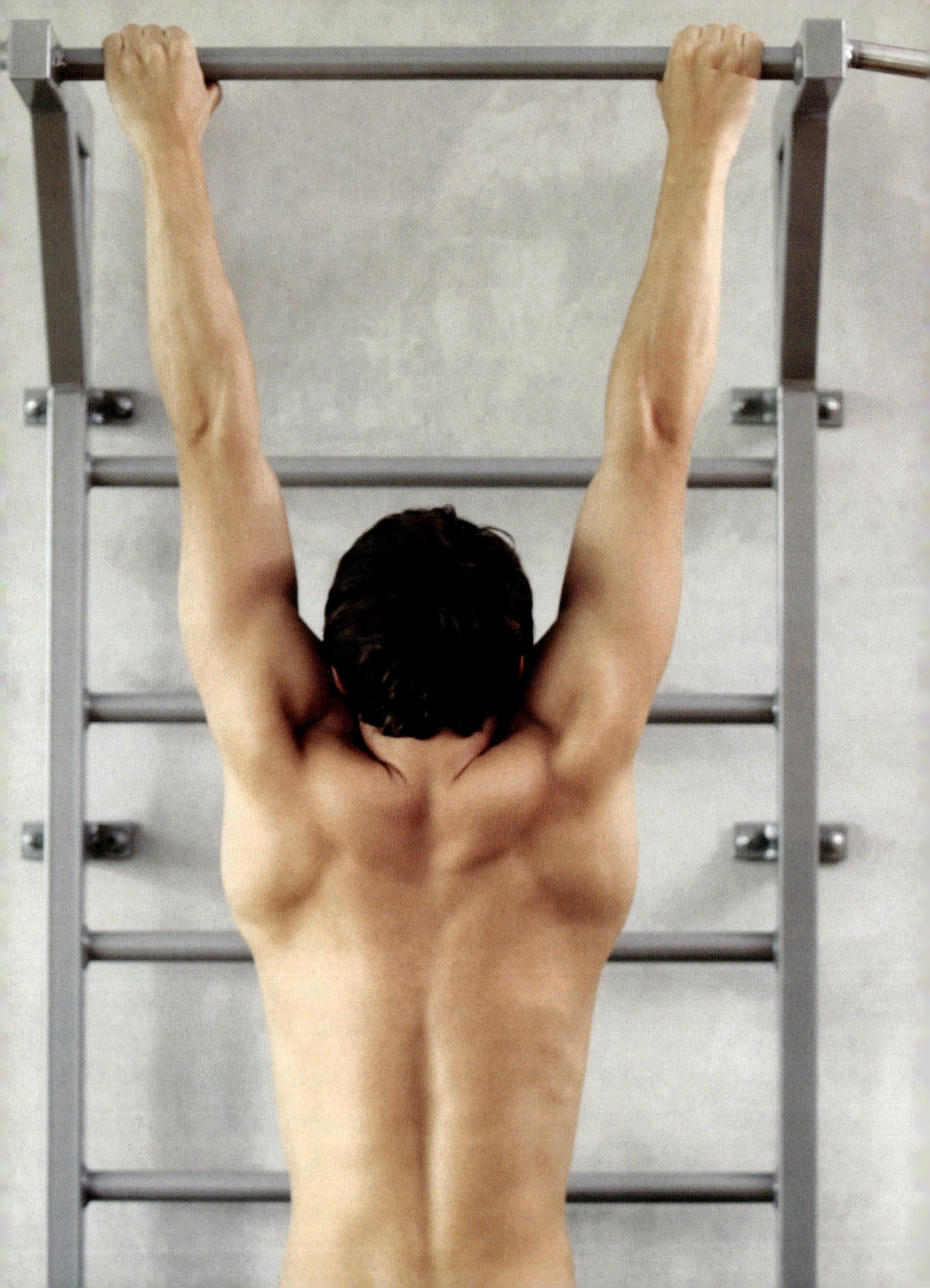

Krafttraining: Mehr Muskeln – weniger Fett

Zu einem kernigen Körper gehören auch kräftige Muskeln. Dank dieser Muskeln kommt Ihr Body nicht nur besser zur Geltung, Sie verbrennen auch noch zusätzliche Kalorien – vor allem während des Trainings, aber auch danach. Aber keine Angst: Wir schicken Sie nicht täglich ins Fitness-Studio – das Workout können Sie auch ohne große Hilfsmittel daheim absolvieren.

Power gegen die Pfunde

Schlank und kräftig – das muss kein Widerspruch sein. Im Gegenteil. Je muskulöser Ihr Körper, desto schneller schwindet das Fett. Und ein trainierter Body ist einfach attraktiver.

Obwohl das Ausdauertraining die Basis für Ihren Fett-weg-Plan ist, feuert auch ein Krafttraining das Fatburning zusätzlich an. Einige Experten attestieren dem Muskel-Workout inzwischen sogar ähnliche gesundheitliche Vorteile wie dem Ausdauertraining.

Selbst wenn Sie sich ausschließlich zum Outdoor-Sport motivieren können und regelmäßiges Gerätetraining im Studio nicht in Frage kommt, sollten Sie Ihr Ausdauertraining, wie in den Trainingsplänen dieses Buches vorgesehen, zumindest mit stabilisierenden Übungen für die Rumpfmuskulatur komplettieren (siehe Seite 68).

Die Muskulatur hat beim Ausdauertraining eine stützende und stabilisierende Funktion und hält den Körper aufrecht. Mit einer kräftigen Rumpfmuskulatur bewegen Sie sich ökonomischer und das Ausdauertraining fällt leichter.

Angenehme Begleiterscheinung der gestärkten Muskeln ist, dass diese auch an Umfang zulegen und dadurch das über ihnen liegende Gewebe straffen – also die Fettschicht. Krafttraining ist daher eine natürliche Schönheitsoperation, deren Kosten eigentlich Ihre Krankenkasse übernehmen müsste. Denn das Muskel-Workout hat nicht nur kosmetischen Wert. Wie jeder Sport ist es vor allem eine weitere Methode, um den täglichen Kalorienverbrauch in die Höhe zu schrauben. Auch wenn bei einem gemäßigten Krafttraining der Energieverbrauch nicht so hoch ist wie beim Ausdauertraining, gibt es gute Gründe für ein Studio-Workout. Schließlich sind die Muskeln das größte Stoffwechselorgan, das selbst im Ruhezustand Energie benötigt. Auch wenn sich Wissenschaftler bisher noch uneinig sind, wie hoch der eigentliche Energiebedarf ist – die Meinungen reichen von 15 bis 100 Kilokalorien pro Kilogramm Muskeln am Tag –, ist dieser auf jeden Fall deutlich höher als beim Fett, das mit etwa 5 Kilokalorien pro Tag und Kilo veranschlagt wird.

Diese Werte gelten natürlich nur für den Ruhezustand. Kommt Ihr Körper dagegen in Bewegung und den Muskeln wird Leistung abverlangt, verbrennen sie ein Vielfaches mehr an Energie.

Training mit System

Klasse statt Masse. Um effektiv Muskeln aufzubauen, müssen Sie keine Gewichte pumpen, bis sich die Hantelstangen biegen. Auch geringe Belastungen bringen ansehnliche Ergebnisse.

Die Zeiten, in denen Fitness-Studios reine Muckibuden waren, in denen aufgepumpte Bodybuilder jeden normal gebauten Freizeitsportler mit abschätzigen Blicken bedachten, sind zum Glück längst vorbei. Moderne Studios sind wahre Wellness-Tempel und dementsprechend hat sich die Klientel geändert. Durch diesen Boom ist seit einigen Jahren das Fitness-Training auch vermehrt in den Fokus der Wissenschaftler geraten, die in Studien belegten, dass der Aufbau von Muskelmasse auch ohne Maximalbelastungen und Protein-Shakes zur Unterstützung möglich ist. Sanftes Krafttraining lautet die derzeitige Devise.

Die Methoden des Krafttrainings

Wie beim Ausdauertraining hängt auch beim Kraft-Workout die Art der Belastung vor allem von Ihrem Trainingsziel ab. Um das Fatburning zu unterstützen, sind das Hypertrophie- und Kraftausdauer-Training die besten Maßnahmen.

Die vier wichtigsten Formen des Krafttrainings

Methode	Wiederholungen	Tempo	Last in % des 1er Maximums
Muskelzuwachs (Hypertrophie)	8 – 12	Langsam	65 – 85%
Kraftausdauer	20 – 40	Langsam bis zügig	50 – 65%
Maximalkraft	1 – 6	Schnell bis explosiv	90 – 100%
Schnellkraft	8 – 12	Explosiv	–

Durch den Muskelzuwachs steigt der Grundumsatz und es kommt gleichzeitig zu einem straffenden Effekt. Beim Kraftausdauer-Workout wird zudem der Fettstoffwechsel in der trainierten Muskulatur angeregt.

Kraft mit Köpfchen

Zum Muskelaufbau musste man bisher hart zur Sache gehen. Denn ein Krafttraining galt nur dann als effektiv, wenn das Gewicht so schwer gewählt wurde, dass man die letzte Wiederholung gerade noch bewältigen konnte. Studien haben jedoch gezeigt, dass eine solche Ausbelastung gar nicht notwendig ist. So konnte Professor Buskies in seiner Untersuchung an der Universität Bayreuth nachweisen, dass die Effekte auf Maximalkraft und Kraftausdauer bei

Geringe Belastung mit großer Wirkung

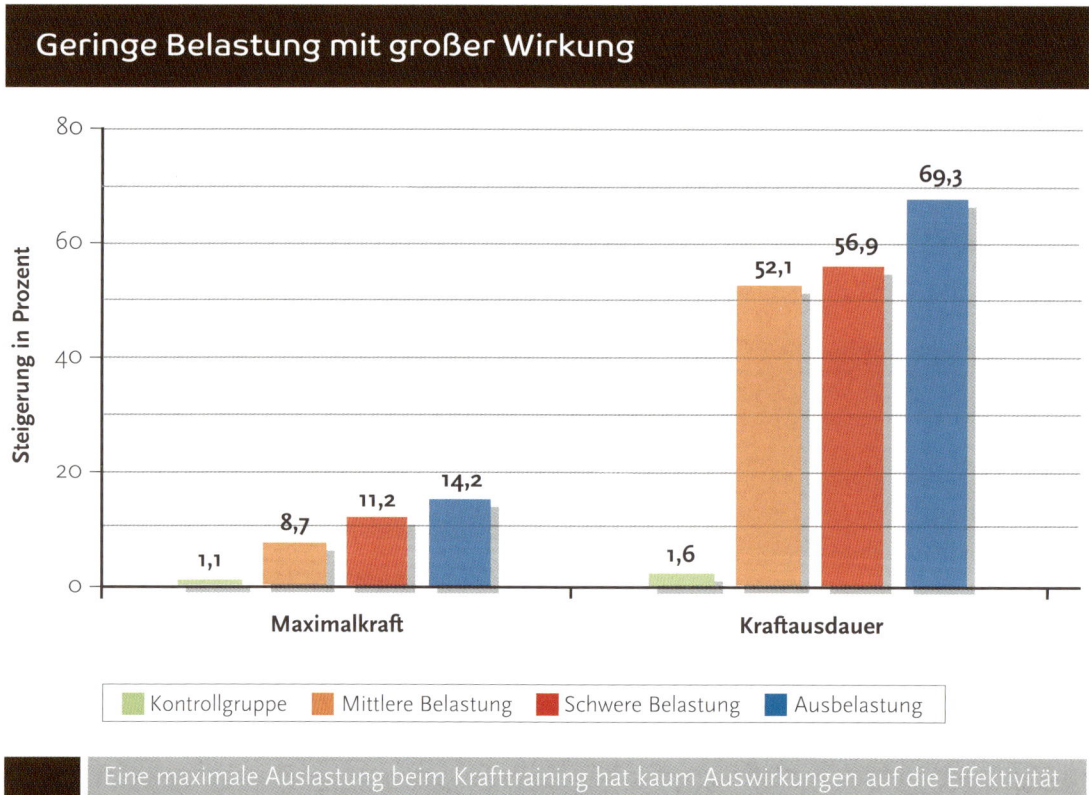

Eine maximale Auslastung beim Krafttraining hat kaum Auswirkungen auf die Effektivität – erhöht jedoch das Verletzungsrisiko.

einem achtwöchigen Training bei mittlerer oder schwerer Belastung ähnlich hoch sind, als wenn die Probanden bei der letzten Wiederholung das Gewicht gerade noch so bewegen können.

Das bedeutet nicht nur, dass Sie sich das Krafttraining deutlich leichter machen können, sondern hat weitere gesundheitliche Vorteile:

▶ eine geringere Belastung für Bänder, Sehnen und Gelenke
▶ Technische Schwächen und die damit verbundene falsche Ausführung der Übungen fallen nicht so sehr ins Gewicht. Das Verletzungsrisiko sinkt.
▶ Die Regenerationszeit wird verkürzt – Sie sind schneller wieder fit für die nächste Einheit.
▶ Im Gegensatz zum intensiven Krafttraining werden deutlich weniger Stresshormone ausgeschüttet.

Ein Satz reicht aus

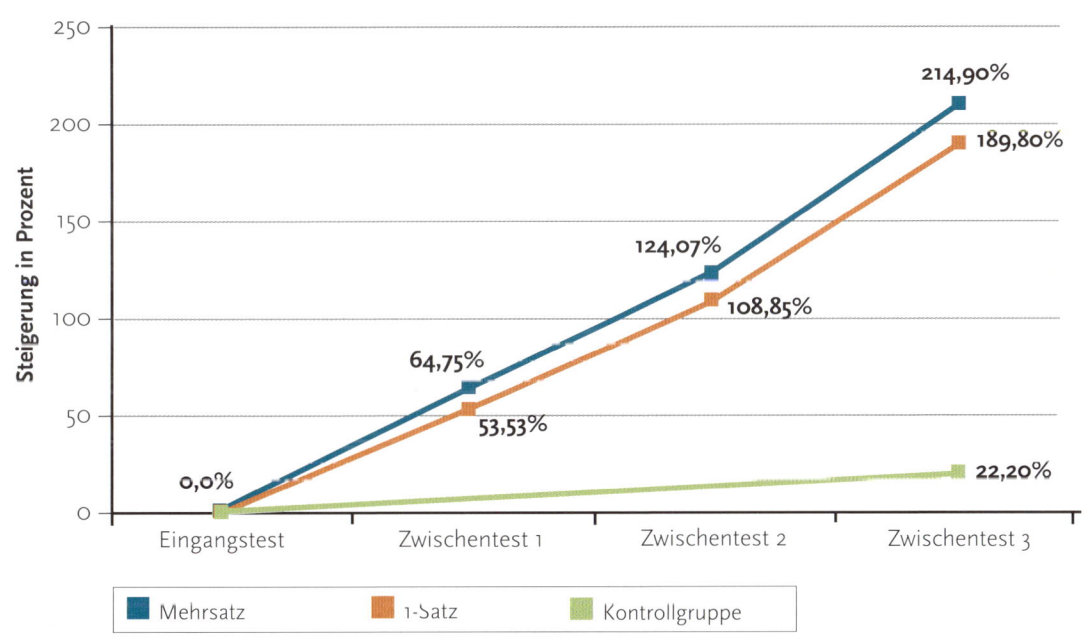

Nach fünf Monaten Training an der Beinpresse ist die Verbesserung der Kraftausdauer beim Ein- und Mehrsatztraining nahezu identisch.

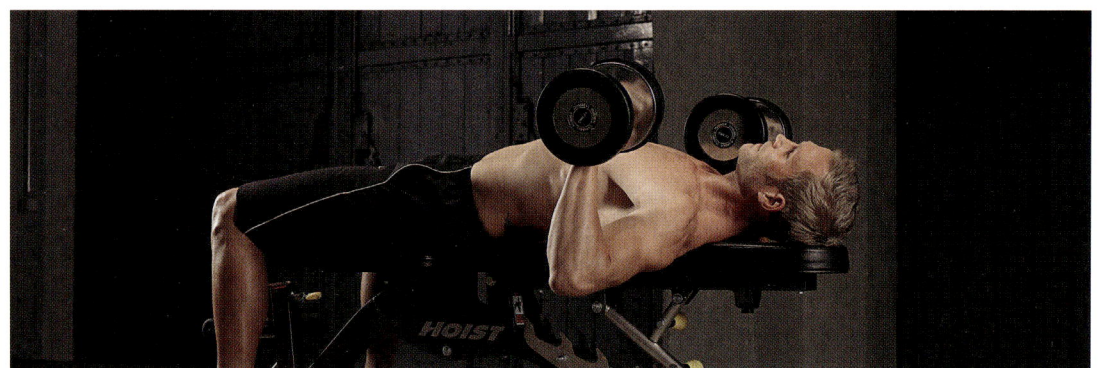

Pumpen gegen die Pfunde: Krafttraining baut Muskeln auf und Fettpolster ab.

Schnell und effektiv: Einsatztraining

Gleichzeitig konnten die Forscher an der Universität Bayreuth nachweisen, dass ein so genanntes Einsatztraining, bei dem Sie pro Gerät nur einen Satz absolvieren, ähnlich gute Trainingseffekte hat wie das klassische Mehrsatz-training. Dies gilt vor allem für Einsteiger, die so sehr viel Zeit sparen können. Fortgeschrittene Kraftsportler, denen es um das letzte Tuning der Muskeln geht, sind sicherlich mit der klassischen Trainingsmethode besser beraten.

Maschinen oder Freihantel?

In jedem Studio haben Sie die Wahl zwischen den Kraftmaschinen oder einem Training mit freien Hanteln. Beides hat Vor- und Nachteile:

Maschinen:

+ Geführte Bewegung verhindert insbesondere bei Einsteigern eine falsche Ausführung.
+ Es ist kein Partner notwendig.
− Isoliertes Training einzelner Muskeln, die Koordination zwischen den Mus-kelgruppen wird nicht geschult.

Freie Gewichte:

+ Durch komplexe Übungen werden ganze Muskelketten trainiert.
+ Die gesamte Muskelkoordination und die Haltung werden geschult.
− Für Einsteiger nicht ohne Partner möglich.

Erst Ausdauer, dann Kraft

Das Fitness-Studio bietet beste Bedingungen, um Kraft- und Ausdauertraining miteinander zu verbinden. Für das Muskel-Workout stehen Hanteln und Maschinen bereit, auf dem Laufband und anderen Ergometern können Sie unabhängig von Wind und Wetter ein Herz-Kreislauf-Training durchführen.

Wichtig ist dabei, die richtige Reihenfolge einzuhalten. Wollen Sie vor allem Muskeln aufbauen, sollten Sie sich auch zuerst mit den Hantelscheiben vergnügen. Denn unter einem Ausdauertraining leiden Konzentration und Koordination und Sie können die Übungen nicht mehr sauber durchführen.

Zum Fatburning ist dagegen eine andere Reihenfolge sinnvoll: erst Ausdauer, dann Krafttraining. Studien am Institut für Prävention und Nachsorge in Köln haben gezeigt, dass die Muskeln nach einem Kraft-Workout beim Ausdauertraining schon so übersäuert sind, dass sie den Fettstoffwechsel nicht mehr nutzen können. Der Fettstoffwechsel wird also praktisch abgewürgt.

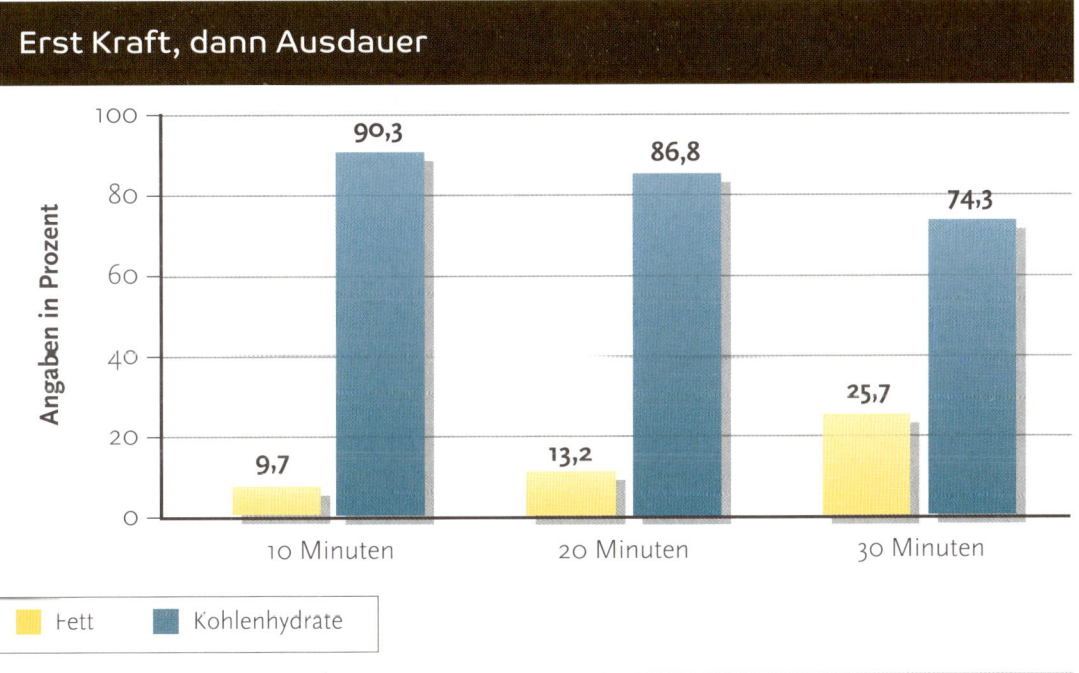

Erst Kraft, dann Ausdauer

Ein Kraft-Workout vor der Ergometer-Einheit verhindert, dass beim Ausdauertraining die Fettverbrennung in Schwung kommt.

Erst Ausdauer, dann Kraft

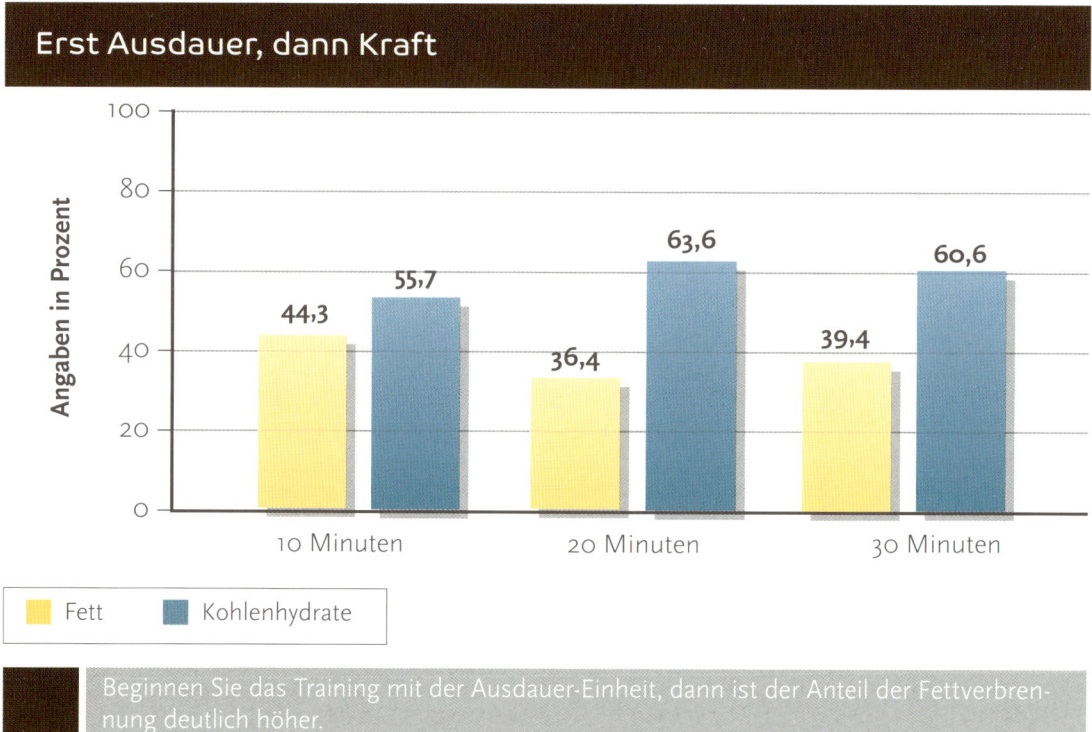

Beginnen Sie das Training mit der Ausdauer-Einheit, dann ist der Anteil der Fettverbrennung deutlich höher.

Tipps für das Krafttraining

▸ **Warm up:** Beginnen Sie das Krafttraining erst nach einer allgemeinen Erwärmung der Muskulatur (z.B. 10 min Stepper).

▸ **Gute Technik:** Die Drehpunkte der Geräte müssen mit denen der Körpergelenke übereinstimmen. Achten Sie auf eine achsengerechte Übungsausführung. Belasten Sie Gelenke nur in ihrer funktionellen Bewegungsrichtung.

▸ **Rantasten:** Gewöhnen Sie sich mit leichten Gewichten an die Geräte.

▸ **Keine Überlastung:** Vermeiden Sie maximale Gelenkendstellungen, zum Beispiel das komplette Durchstrecken oder extreme Beugen der Kniegelenke.

▸ **Spannung halten:** Entlasten Sie stets die Wirbelsäule, trainieren Sie also mit geradem Rücken und spannen Sie dabei Bauch-, Gesäß- und Rückenmuskulatur an. So verhindern Sie einen Rundrücken oder ein Hohlkreuz.

▸ **Keine Pressatmung:** Atmen Sie ruhig und gleichmäßig.

▸ **Balance:** Trainieren Sie ausgewogen alle Muskelgruppen.

Das persönliche Workout

Sie können auch zu Hause effektiv trainieren. Für die meisten Kraftübungen ist das eigene Körpergewicht vollkommen ausreichend – ein Kurzhantel-Set ist eine optimale Ergänzung.

Die Übungen zur Rumpfkräftigung sollten Sie zwei- bis dreimal pro Woche nach der statischen Methode absolvieren. Dabei arbeitet die Muskulatur isometrisch, d. h., die Spannung im Muskel nimmt bei der Kontraktion zu, während die Länge des Muskels unverändert bleibt. Die Anspannung dauert dabei maximal 60 Sekunden bzw. nur so lange, wie die korrekte Position gehalten werden kann. Nach kurzer Entspannung wird die gleiche Übung drei- bis fünfmal wiederholt. Achten Sie auf eine langsame, kontrollierte Ausführung und eine gleichmäßige Atmung. Auch bei den Übungen mit der Kurzhantel sollten Sie die Rumpfmuskulatur anspannen, um so den Oberkörper stabil zu halten. Überschätzen Sie sich nicht und wählen Sie das Gewicht so, dass Sie die Übung auch bei der letzten Wiederholung noch korrekt durchführen können. Ansonsten schleichen sich technische Fehler ein, die Gesundheitsschäden zur Folge haben können.

Fünf fitte Fakten

1. Neben einem Ausdauer- ist auch ein Krafttraining hilfreich beim Gewichtsmanagement.

2. Ein Einsatztraining ohne maximale Belastungen ist dabei zum Muskelaufbau absolut ausreichend.

3. Wollen Sie im Fitness-Studio Workouts kombinieren, gilt zum Abnehmen die Regel: erst Ausdauer, dann Kraft.

4. Achten Sie beim Krafttraining auf eine technisch korrekte Durchführung der Bewegungen.

5. Zum Krafttraining müssen Sie nicht ins Fitness-Studio. Übungen mit der Kurzhantel und dem eigenen Körpergewicht reichen vollkommen aus.

Übungen

1 Crunch:

In Rückenlage die Lendenwirbelsäule durch Anspannung der Bauch- und Gesäßmuskulatur auf dem Boden fixieren und die Beine rechtwinklig anstellen. Danach Kopf und Rumpf gemeinsam vom Boden anheben. Dabei das Brustbein nach oben herausschieben und die Schulterblätter nach unten ziehen. Die Arme unterstützen nicht die Rumpfaufrichtung. Um die schräge Bauchmuskulatur zu kräftigen, die rechte Schulter zum linken Knie führen und umgekehrt. Danach langsam Wirbel für Wirbel wieder absenken.

Variation: Den Oberkörper am Boden fixieren und die Hüfte ohne Schwungbewegung der Beine langsam vom Boden abheben.

2 Beckenlift:

Rückenlage, die Beine rechtwinklig anstellen. Das Gesäß anspannen und dann vom Boden so weit abheben, bis der ganze Körper eine gerade Linie bildet.

Variation: Den ganzen Körper unter Spannung halten und rechtes und linkes Bein im Wechsel gestreckt vom Boden abheben.

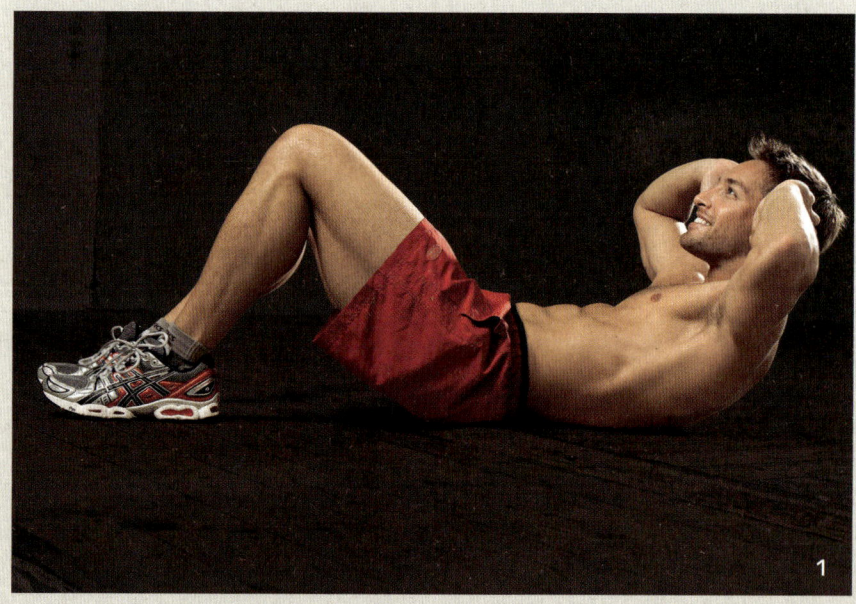

1

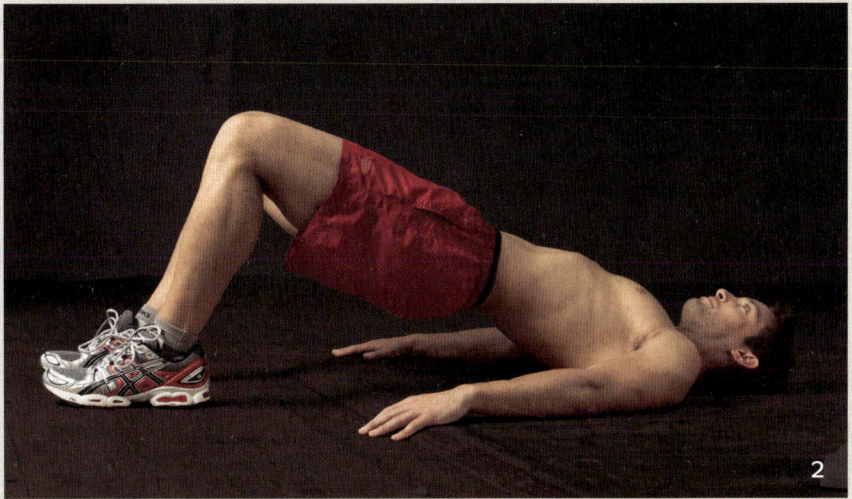

3 **Frontstütz:**

Bauchlage, die Füße auf die Zehen stellen, in den Unterarmstütz gehen und das Becken so weit vom Boden abheben, bis der Körper ganz gestreckt ist. Dann wechselseitig rechtes und linkes Bein wenige Zentimeter vom Boden abheben.

Variation: Diagonal den rechten Arm und das linke Bein und umgekehrt vom Boden abheben.

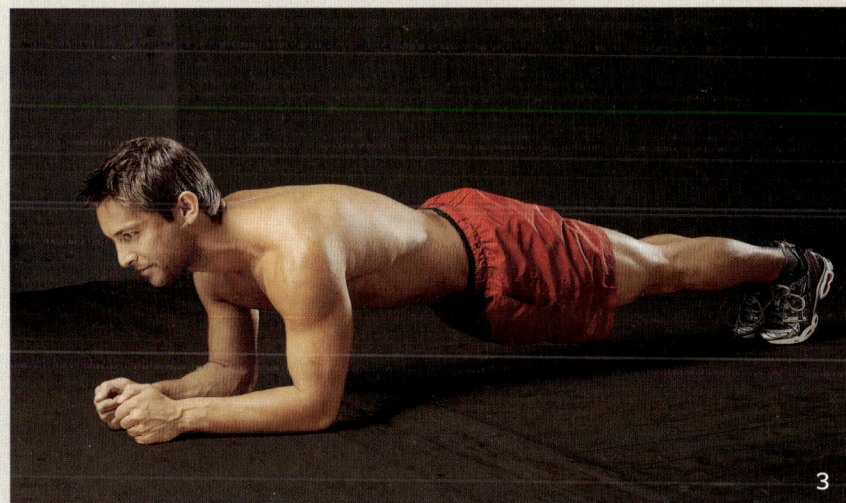

ÜBUNGEN

69

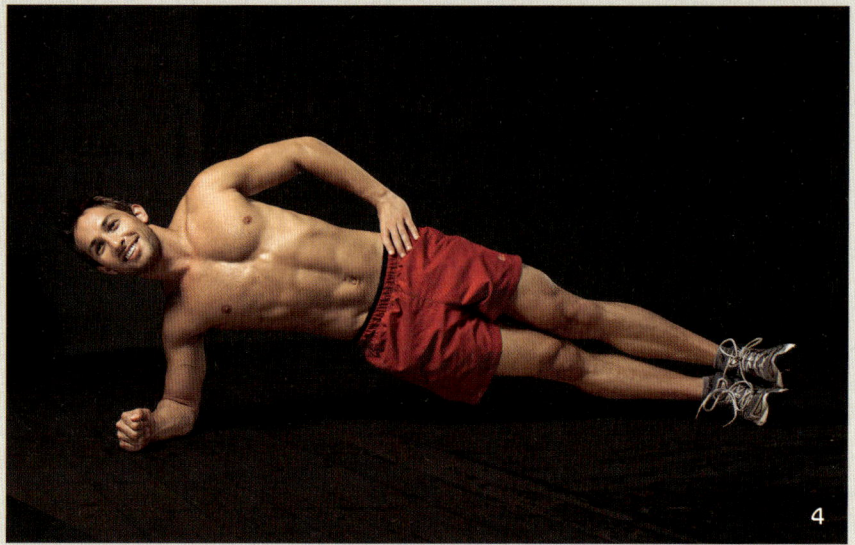

4

4 Seitstütz:

Seitlage und Unterarmstütz, die Hüfte vom Boden abheben, so dass der Körper durch Anspannung der Rumpf-, Gesäß- und Beinmuskulatur eine Gerade bildet. Dabei auf den äußeren Rand des unteren Fußes stützen.

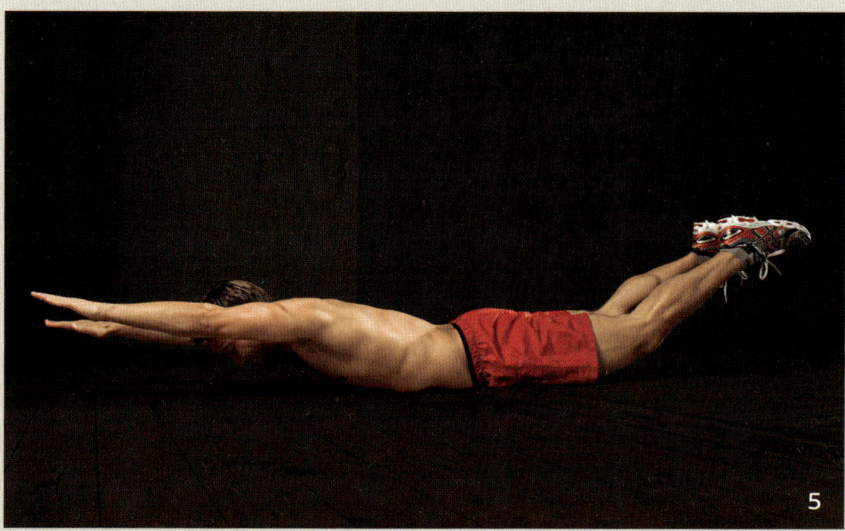

5

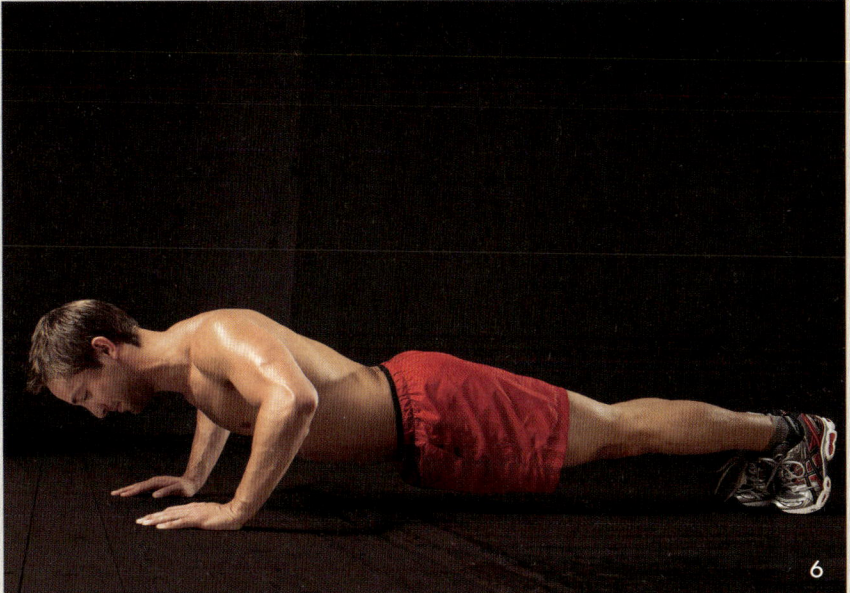

6

Variation 1: Den Arm über den Kopf strecken und das obere Bein gestreckt abspreizen. Die Spannung mehrere Sekunden lang halten, danach den Arm und das Bein wieder zum Körper heranführen.

Variation 2: Die Hüfte langsam zum Boden senken und unter Spannung wieder aufrichten. Die Übung mehrmals wiederholen.

5 **4-Lift:**

In Bauchlage die gestreckten Beine, den in Verlängerung der Wirbelsäule gehaltenen Kopf, die Schultern und die gestreckten Arme gleichzeitig wenige Zentimeter vom Boden abhe-

ben. Die Spannung mehrere Sekunden lang halten.

Variation: Im Wechsel diagonales Anheben des rechten Arms und linken Beins (und des linken Arms und rechten Beins). Dabei durch Anspannung der Gesäßmuskulatur die Hüfte auf der Unterlage fixieren.

6 **Liegestütz:**

In der Bauchlage die Handflächen neben die Schultern auf den Boden legen. Den Körper hochdrücken, bis die Arme gestreckt sind, dann absenken, bis der Rumpf fast wieder den Boden berührt. Der Körper bildet eine gerade Linie vom Kopf zu den Füßen.

ÜBUNGEN

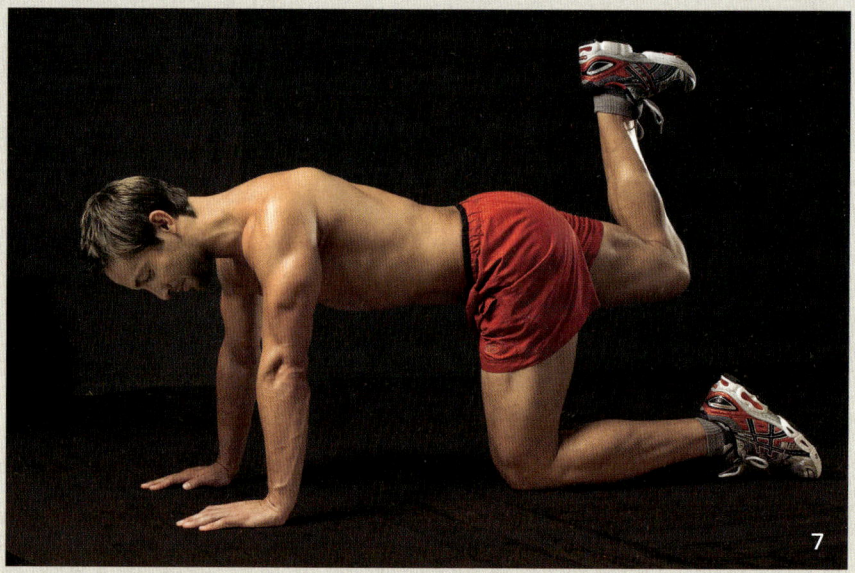

7 **Beinpush:**

In den Vierfüßlerstand gehen und wechselseitig das angewinkelte Bein nach hinten oben strecken und mehrere Sekunden halten.

8 **Päckchen:**

Kniestand, auf die nach vorn gestreckten Hände legen. Dann wechselseitig die gestreckten Arme etwas vom Boden abheben.

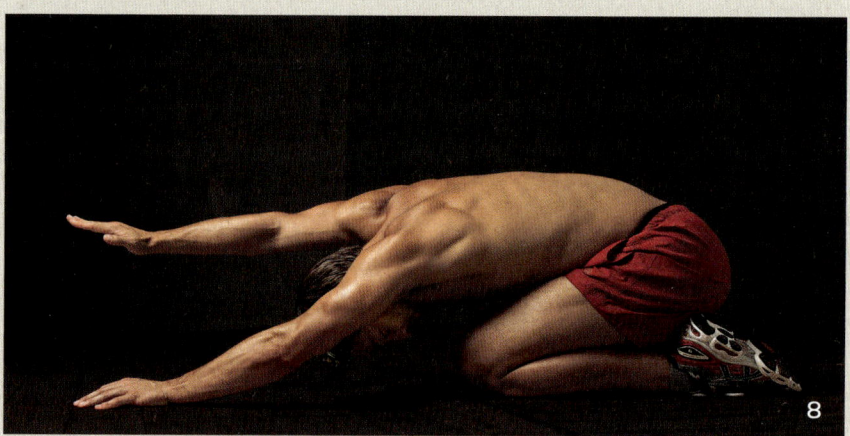

Übungen mit der Kurzhantel

1 Bankdrücken:

Auf die Hantelbank legen (Alternative: auf den Rücken legen, Beine anwinkeln). Die Arme beugen und die Hanteln möglichst weit in Richtung Brustkorb absenken und dann unter kräftigem Ausatmen nach oben drücken, bis die Arme gestreckt sind.

2 Fliegende:

Mit dem Rücken auf eine Hantelbank oder den Boden legen (Beine sind dabei angewinkelt). In der Ausgangsstellung sind die Arme nach oben gestreckt. Die Hanteln mit leicht gebeugten Armen seitlich absenken und wieder in die Hochhalte bringen.

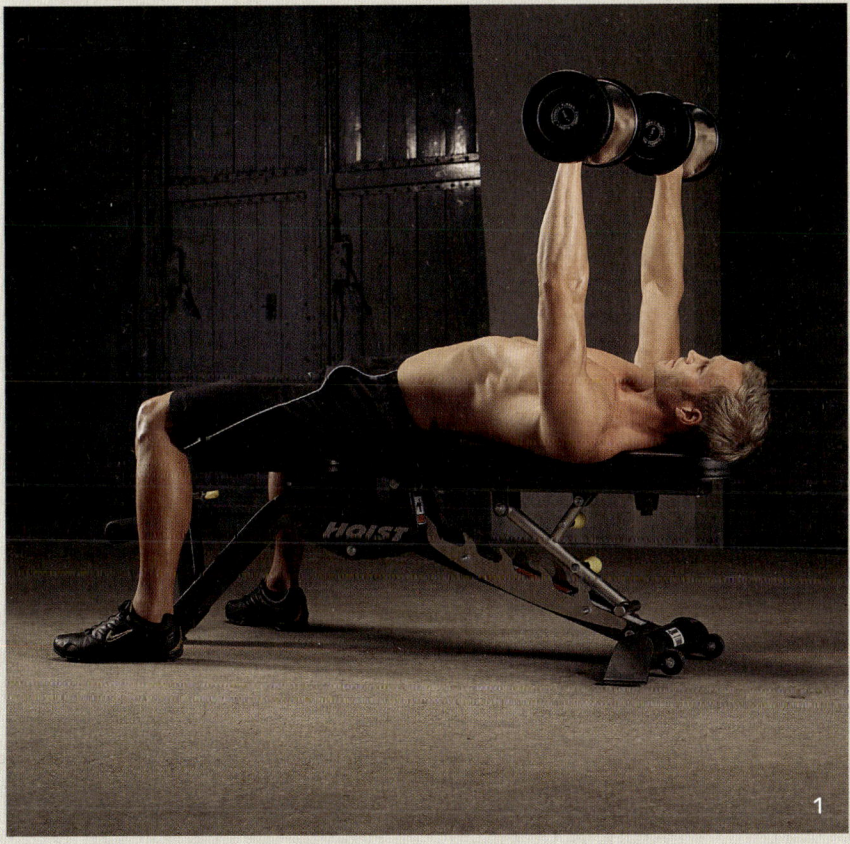

1

ÜBUNGEN

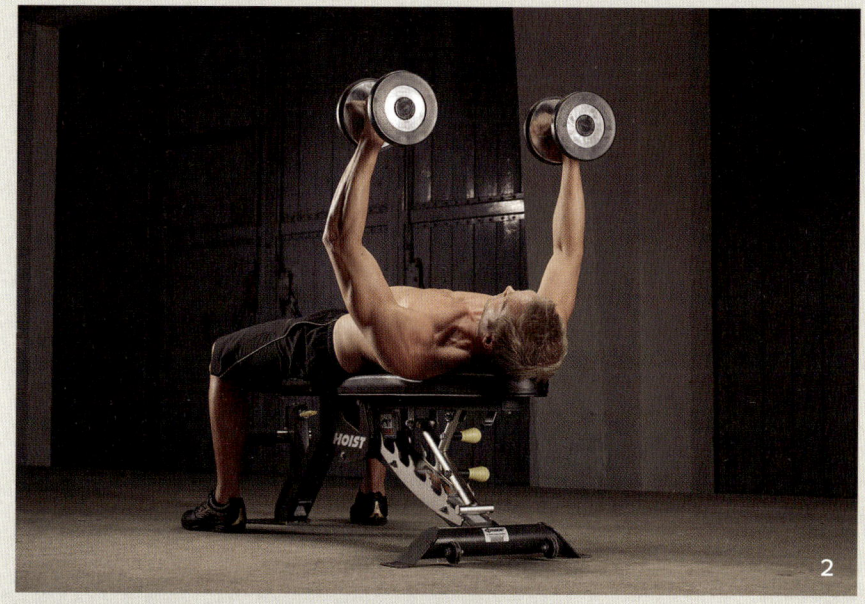

2

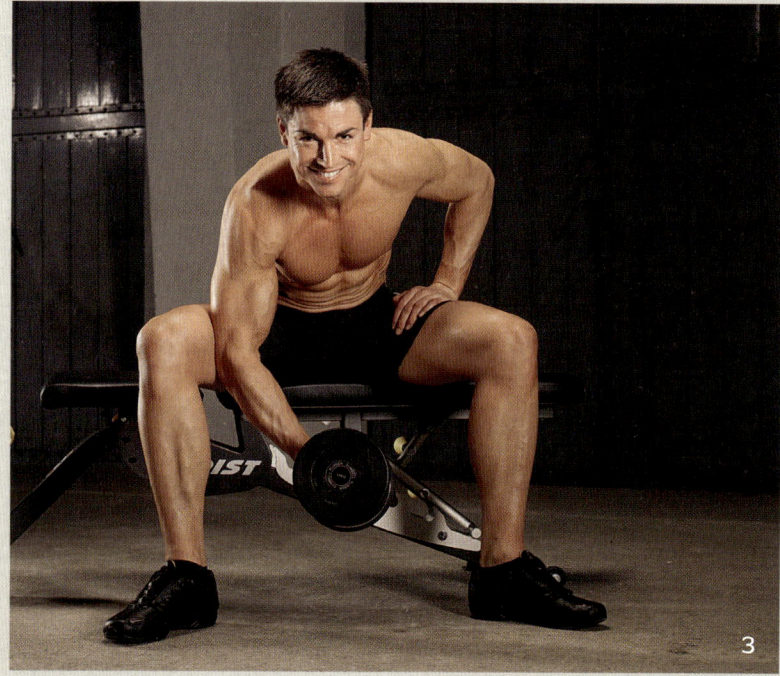

3

3 Curl:
Mit leicht gespreizten Beinen auf einen Stuhl setzen. Den Oberkörper mit geradem Rücken nach vorne beugen und den Ellenbogen an die Innenseite des Oberschenkels pressen. In der Ausgangsposition ist das Ellenbogengelenk nicht gestreckt. Hanteln langsam zur Brust führen, bis der Unterarm 90° gebeugt ist, dann den Arm wieder strecken bis zur Ausgangsposition.

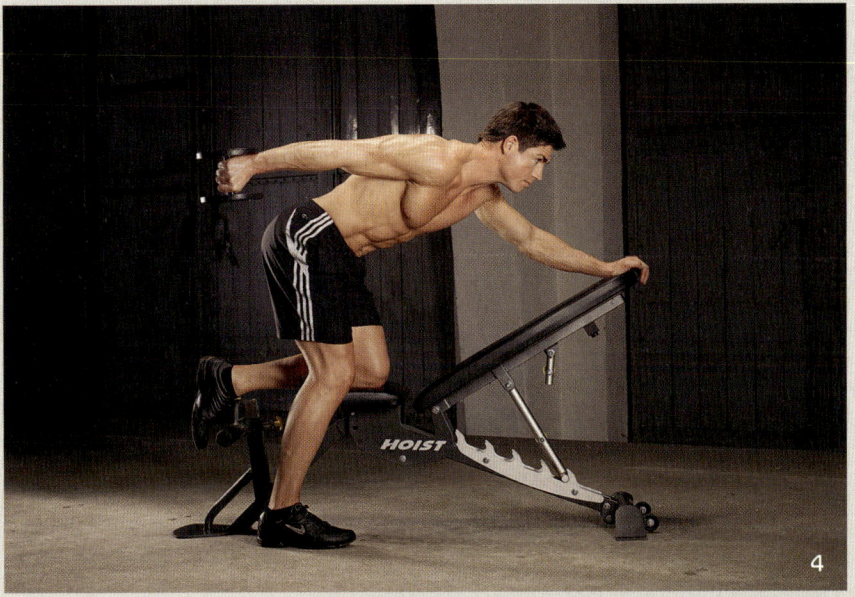

4

4 **Kickback:**

Im einbeinigen Kniestand auf der Hantelbank den Oberkörper etwa um 90° beugen und mit einem Arm abstützen. Haben Sie keine Hantelbank, an der Sie sich abstützen können, achten Sie darauf, dass der Rücken gerade bleibt. Den Arm nach hinten strecken, dann den Unterarm abwechseln anwinkeln und strecken, ohne dass die Position des Oberarms verändert wird.

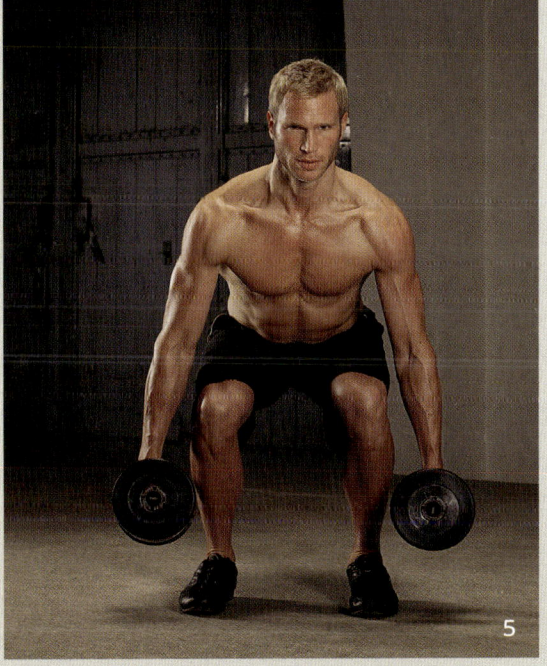

5

ÜBUNGEN

75

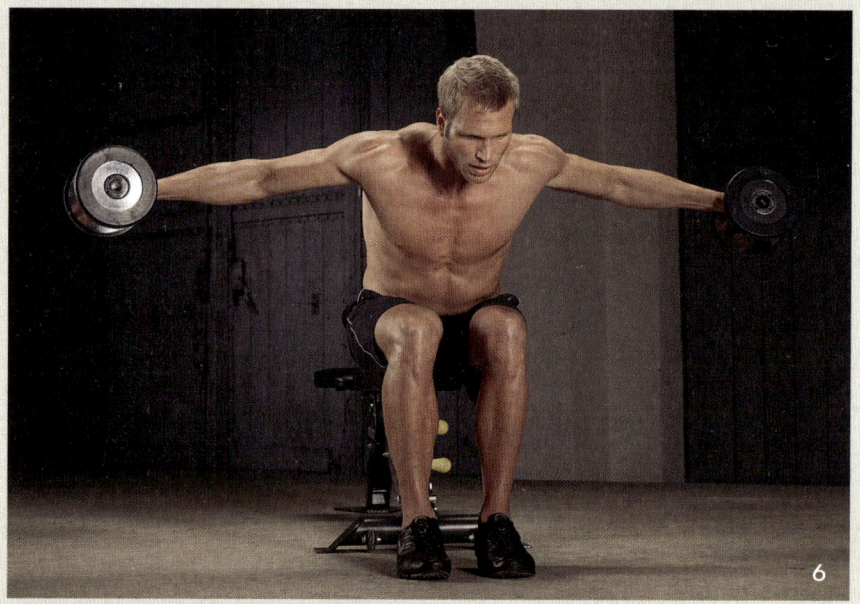

6

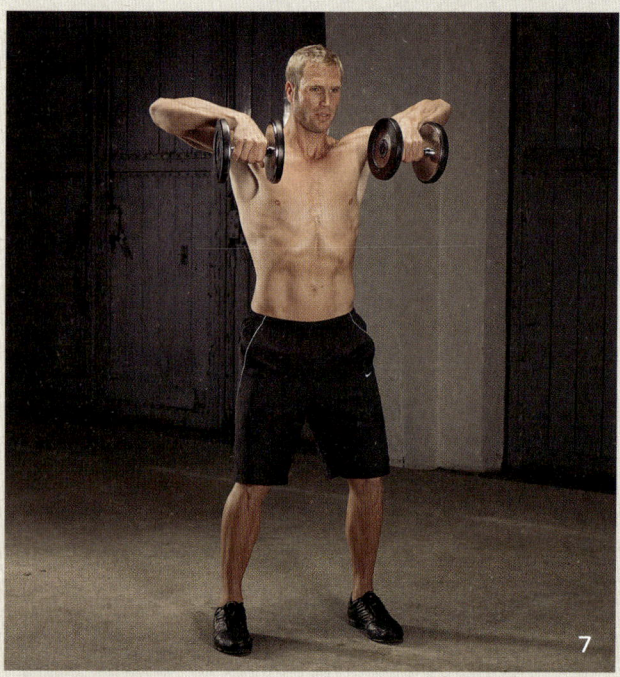

7

5 Kniebeuge:
Stellen Sie sich aufrecht hin, die Füße etwa schulterbreit auseinander. Nun die Knie beugen und das Gesäß langsam nach unten führen. Den Oberkörper dabei leicht nach vorne lehnen. Die Arme bleiben die gesamte Zeit über gestreckt.

6 Reverse Butterfly:
Auf die vordere Kante einer Hantelbank oder eines Stuhls setzen und den Oberkörper nach vorne lehnen, so dass die Brust fast die Knie berüht. Die Arme seitlich gestreckt nach oben führen und anschließend kontrolliert wieder absenken.

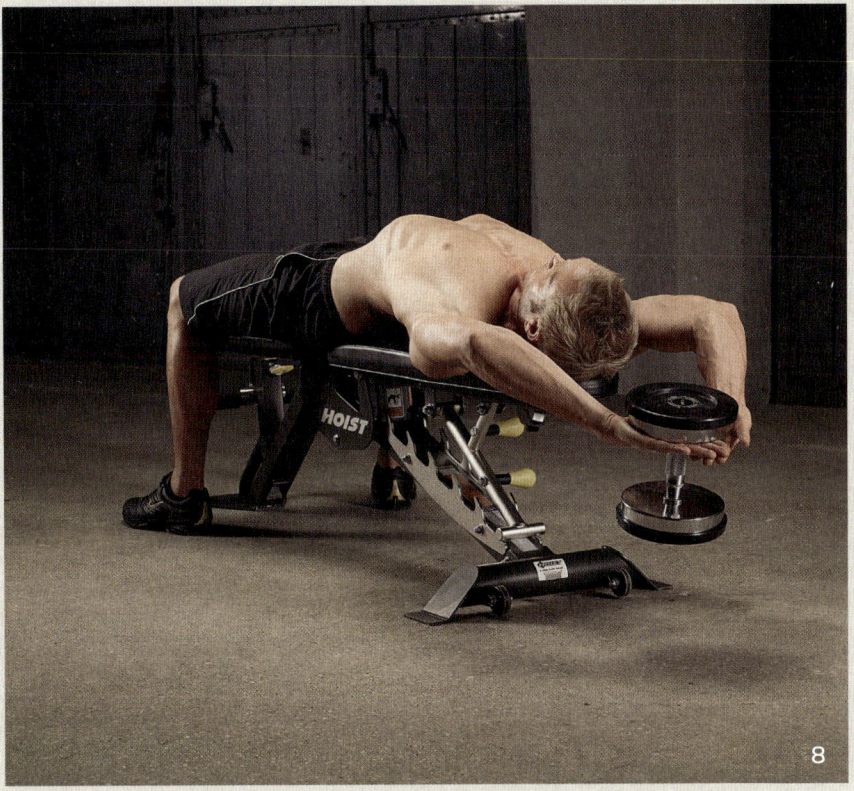

8

7 Rudern:

Aufrecht hinstellen, die Knie sind leicht gebeugt, die Füße stehen etwa schulterbreit auseinander und die Hanteln ruhen vor den Hüften. Nun die Hanteln vorbei an Bauch und Brust bis auf Kinnhöhe ziehen. Langsam und kontrolliert wieder absenken. Ausweichbewegungen durch Anspannung der Bauch- und Rückenmuskulatur vermeiden.

8 Überzüge:

Überzüge sind auf dem Boden liegend möglich, besser ist aber die Ausführung auf einer Hantelbank. Auf den Rücken legen, die Hantel mit nach oben gestreckten Armen mit beiden Händen greifen. Dann die gestreckten Arme über den Kopf so weit wie möglich nach hinten führen und anschließend wieder in die Ausgangsposition zurückkehren.

ÜBUNGEN

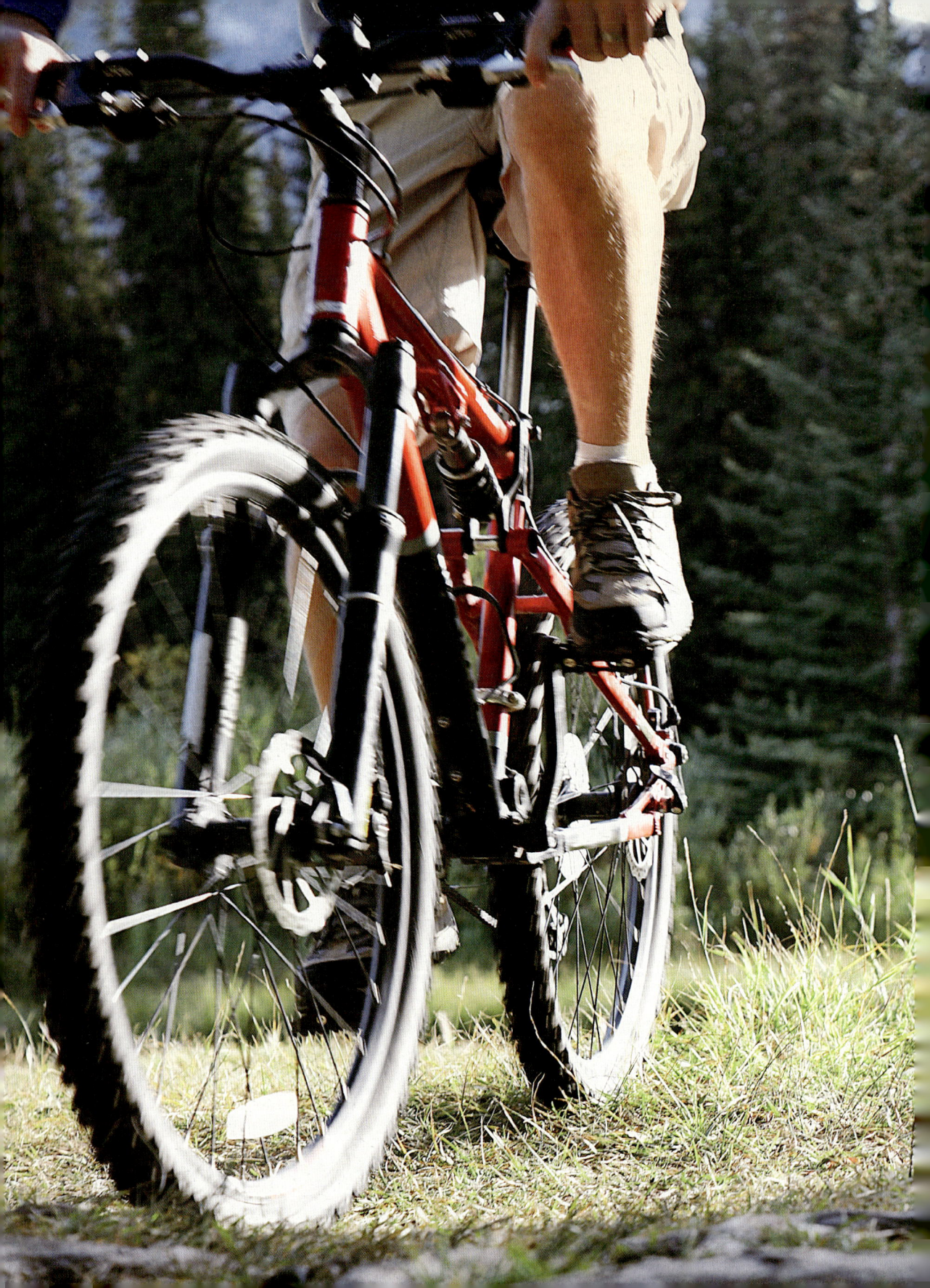

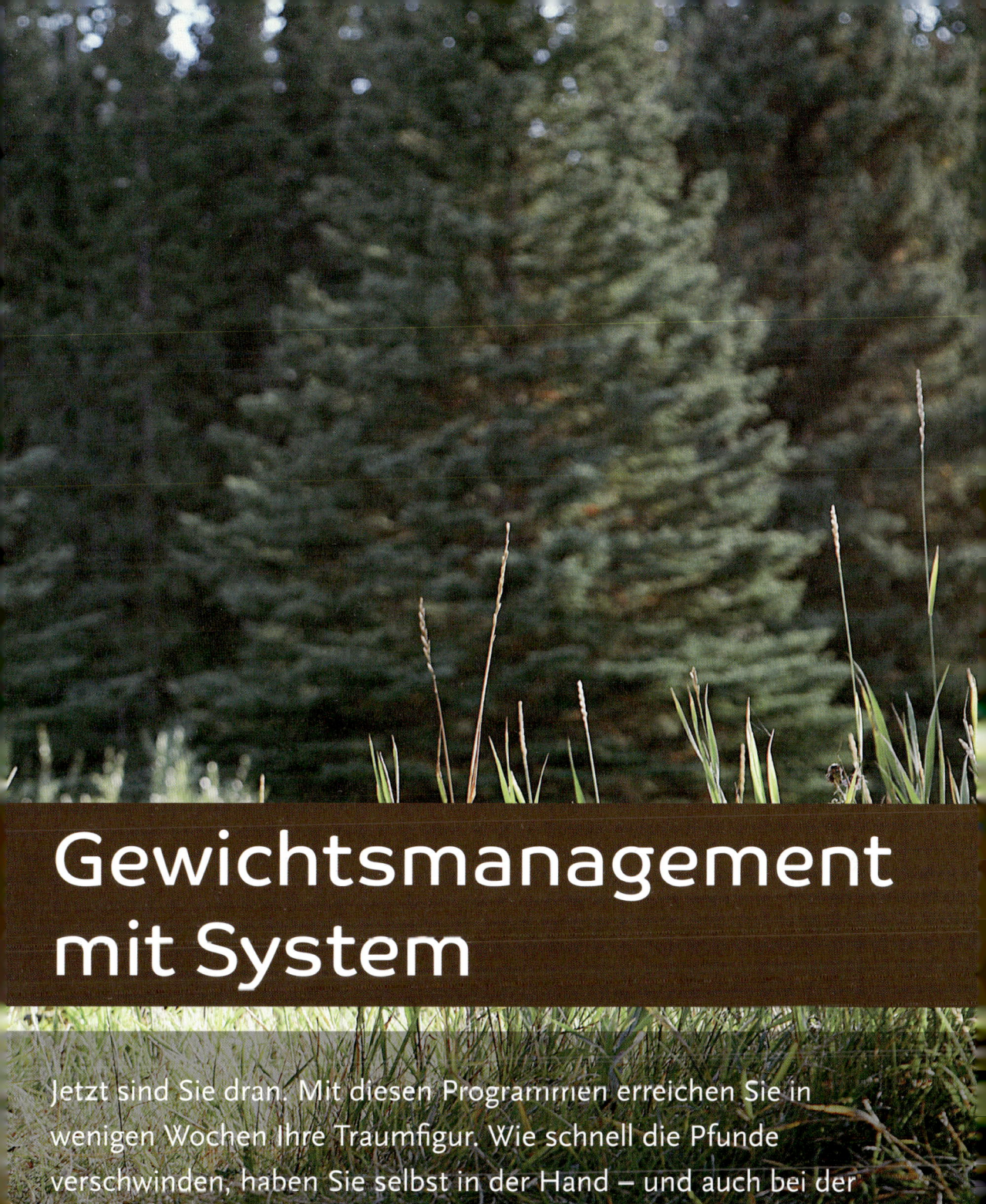

Gewichtsmanagement mit System

Jetzt sind Sie dran. Mit diesen Programmen erreichen Sie in wenigen Wochen Ihre Traumfigur. Wie schnell die Pfunde verschwinden, haben Sie selbst in der Hand – und auch bei der Sportart haben Sie die freie Wahl. Legen Sie einfach los!

Abnehmprogramme – für Ihre persönlichen Ziele

Machen Sie sich das Abnehmen so leicht wie möglich. Mit diesen fünf Programmen sehen Sie schon bald erste Erfolge – egal, ob Sie nur leichtes Übergewicht haben oder ein schwerer Fall sind.

Gewichtsabnahme setzt eine negative Tagesenergiebilanz voraus. Für den Abbau von einem Kilogramm Körperfett müssen allerdings etwa 7700 Kilokalorien verstoffwechselt werden. Dies allein durch Nahrungsrestriktion zu erreichen, ist mühselig und wenig sinnvoll. Die Kombination aus körperlicher Aktivität und reduzierter Kalorienaufnahme führt dagegen nicht nur zur Gewichtsabnahme, sondern steigert zugleich die Leistungsfähigkeit, strafft die Muskulatur und verbessert die Lebensqualität.

Wie viel Körpergewicht Sie abnehmen wollen, entscheiden Sie selbst. Wir haben Gewichtsmanagement-Programme für die Abnahme von 5 Kilogramm, 10 Kilogramm, 20 Kilogramm und 40 Kilogramm entwickelt. Sie können wählen, ob Sie dies in sehr kurzer Zeit erreichen wollen, etwa mit dem Turbo-Aktiv-Programm (5 Kilo in 4 Wochen) oder sich mehr Zeit gönnen – was wir Ihnen raten. Denn ein Hau-Ruck-Verfahren erfordert eine hohe Disziplin, viele Einschränkungen und endet oft in Frustration. Langsames Abnehmen ist nicht nur gesünder, sondern auch effektiver. Erfahrungsgemäß ist der Erfolg dann

Sportprogramme zur Gewichtsabnahme

- ▸ 5 kg in 4 Wochen
- ▸ 5 kg in 8 Wochen
- ▸ 10 kg in 3 Monaten
- ▸ 20 kg in 6 Monaten
- ▸ 40 kg in 12 Monaten

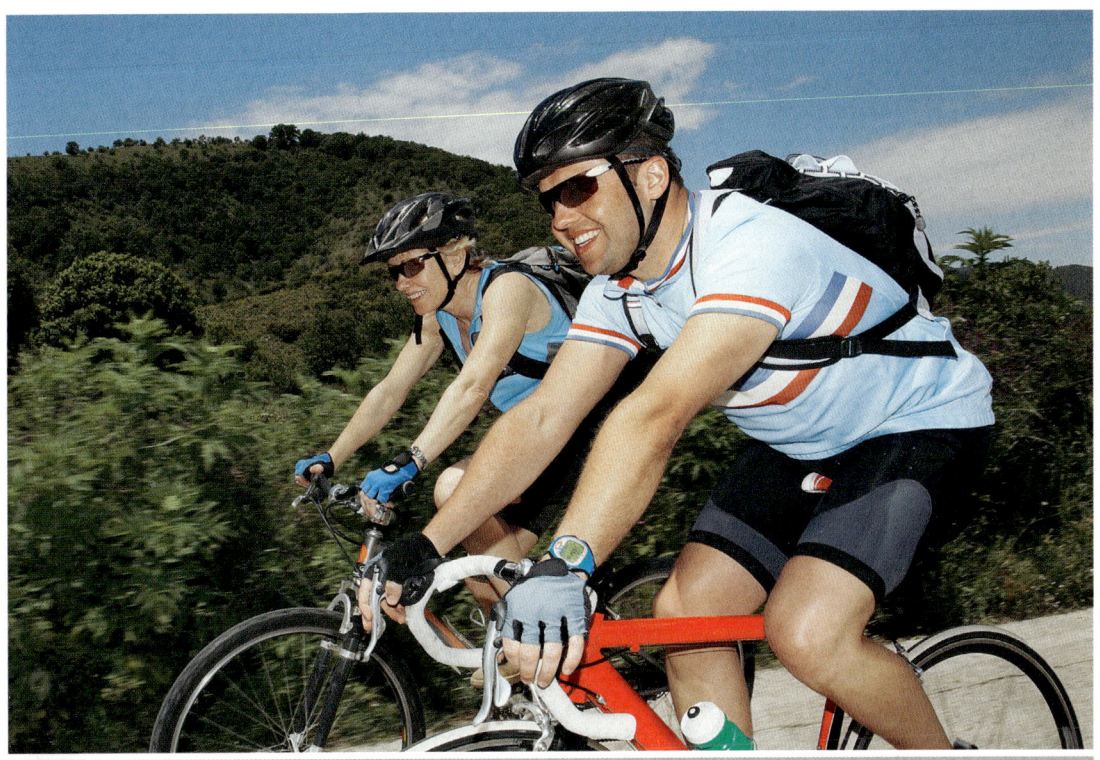

Schlank im Schongang: Biken ist dank der geringen Gelenkbelastung der optimale Sport für etwas „kräftigere" Menschen.

nachhaltiger – Sie nehmen nicht so schnell wieder zu. Bei den Gewichtsmanagement-Programmen können Sie außerdem Ihre Lieblingssportart wählen. Wer gerne Rad fährt, steigt aufs Bike, Laufbegeisterte entscheiden sich für das Joggen und alle, die gern vielfältig trainieren, haben als weitere Option das Fitness-Studio. Natürlich besteht das Sportartenprogramm nicht nur aus einer einzelnen Disziplin.

Ergänzend zum Ausdauerprogramm gilt es auch die Rumpfmuskulatur zu trainieren. Eine kräftige Bauchmuskulatur hilft, dass der Bauch nicht so prominent hervortritt. Insbesondere wenn die ersten Kilos dahingeschmolzen sind, wird es immer wichtiger, die Gesamtkorpermuskulatur zu trainieren. Hierzu ist kein zeitaufwändiges Workout-Programm notwendig. Mit wenigen Übungen (siehe Seite 68) werden Sie die Bauchdecke straffen.

Welches Programm ist das richtige für mich?

Bevor Sie sich für ein Gewichtsmanagement-Programm entscheiden, überprüfen Sie, ob Sie dafür die notwendige Ausrüstung besitzen. Brauchen Sie eventuell neue Laufschuhe, Nordic-Walking-Stöcke oder ein sportliches (Touren-) Rad? Denn mit einer guten Ausrüstung macht das Training viel mehr Spaß. Falls Sie noch nicht wissen, welcher Sport Ihnen am meisten liegt, probieren Sie die unterschiedlichen Aktivitäten einfach aus. Leihen Sie sich zum Beispiel ein paar Nordic-Walking-Stöcke und nehmen an einem Einführungskurs teil. Lassen Sie aber nicht mehr viel Zeit verstreichen, sondern starten Sie schnell. Wie sind nun die Trainingsprogramme für das erfolgreiche Abnehmen konzipiert? Für die Wahl des richtigen Trainingsprogramms ist zunächst Ihre aktuelle Leistungsfähigkeit entscheidend. Ausdauertrainierte müssen anderes trainieren als absolute Einsteiger. Wer bereits eine recht gute Kondition hat, kann mit höherer Trainingsintensität beginnen. Dies hat den Vorteil, dass mehr Kalorien pro Einheit verbraucht werden. Außerdem können Sie aufgrund der höheren Belastbarkeit mit einem größeren Trainingsumfang starten.

Untrainierte müssen anfangs ein wenig geduldig sein. Sie sollten nicht das Turboprogramm wählen, sondern sich ein wenig mehr Zeit gönnen. Wer bei Null startet, läuft Gefahr, seinen Körper zu überfordern. Gelenkprobleme können die Folge sein und damit muss das Training möglicherweise bereits nach wenigen Wochen unterbrochen werden. Das Stütz- und Bewegungssystem benötigt viel Zeit zur Anpassung an neue Reize. Deshalb startet das Training sanft und wird von Woche zu Woche behutsam gesteigert.

Ernährungsverhalten ändern!

Um bereits in den ersten Wochen Gewicht zu verlieren, ist es erforderlich, dass Sie Ihr Ernährungsverhalten ändern, d.h., die tägliche Nahrungsaufnahme zu drosseln. Auf wie viel Kalorien Sie verzichten müssen, erfahren Sie im nächsten Kapitel. In den ersten Wochen ist es mehr, mit gesteigerter körperlicher Aktivität dürfen Sie dann auch wieder mal zuschlagen. Wer auf einer Party nicht zusehen möchte, wie andere das Buffet leeren, kann am Tag zuvor und danach den Mehrverzehr – besser den Mehrgenuss – durch ein entsprechendes Sportprogramm ausgleichen. Sie sehen, alles ist erlaubt, Sie müssen auf nichts verzichten, wenn Sie einen entsprechenden Ausgleich schaffen.

Übrigens ist der wiederholte Gang zum Buffet eine besondere Belohnung. Genießen Sie es, wenn Sie am Tag ein hartes Workout-Programm absolviert haben. Sie werden sich gut fühlen und spüren bereits eine Leichtigkeit nach den ersten verlorenen Pfunden. Dies gibt Ihnen die Kraft weiterzumachen.

Wie viel Kalorien für wie viel Fettabbau?

Was bedeutet es also, 5, 10, 20 oder 40 Kilogramm abzunehmen? Wie bereits gesagt, stecken in einem Kilogramm Fett etwa 7 700 Kilokalorien. Um 5 Kilogramm Körperfett abzunehmen, müssen Sie also theoretisch 38 500 Kilokalorien einsparen oder durch sportliche Aktivität verbrauchen. Bei 10 Kilogramm sind 77 000 Kilokalorien, bei 20 Kilo 154 000 Kilokalorien und bei 40 Kilogramm 308 000 Kilokalorien.

Aber nicht erschrecken. Selbst wenn man bedenkt, dass eine Hauptmahlzeit etwa 1 000 Kilokalorien beinhaltet, erwarten wir von Ihnen nicht, dass Sie für eine Gewichtsabnahme von 5 Kilogramm auf fast 40 Mahlzeiten verzichten. Es reicht vollkommen, wenn Sie einen Teil oder bestimmte Zutaten auslassen. Den Rest liefert das Sportprogramm.

Der Kalorienverbrauch hängt von vielen Faktoren ab. Eine 80 Kilogramm schwere Person mit mäßiger Fitness verbraucht 1 000 Kilokalorien bei folgenden Aktivitäten:

Bewegungszeit für den Verbrauch von 1000 kcal

3:00 h	Wandern in der Ebene (2 x 1:30 h)
2:40 h	Nordic Walken (2 x 1:20 h)
1:30 h	Joggen (2 x 0:45 h)
1:00 h	zügiges Laufen
2:00 h	moderates Radfahren
1:15 h	zügiges Radfahren
1:30 h	Schwimmen (3 x 30 min)

(Genauere Angaben siehe Seite 43)

Sind Sie dagegen inaktiv und üben überwiegend sitzende Tätigkeiten aus, verbrauchen Sie nur 1 bis 1,2 Kilokalorien pro Kilogramm Körpergewicht pro Stunde. Ein 50-jähriger Mann mit 100 Kilogramm Körpermasse hätte dann nach etwa 10 Stunden seine Hauptmahlzeit verstoffwechselt.

Jo-Jo-Effekt vermeiden!

Um 5 Kilogramm in 4 Wochen abzunehmen, müssen Sie also pro Tag etwa 1 300 Kilokalorien einsparen – etwas mehr als eine Hauptmahlzeit. Im Prinzip wäre dies eine FdH-Diät, die aber selten Erfolg erbringt. Nach wenigen Wochen kommt der Rückfall in das gewohnte Essverhalten und die Pfunde sind wieder drauf. Wir möchten diesen so genannten Jo-Jo-Effekt bei Ihnen vermeiden. Außerdem ist kein Mensch in der Lage, über einen längeren Zeitraum auf Gewohntes und Liebgewonnenes zu verzichten. Also gehen wir einen anderen Weg. Wir wollen Sie davon überzeugen, langfristig abzunehmen. Und dies geht nur, wenn Sie sich dabei wohl fühlen und auf nichts verzichten müssen. Wissenschaftler sprechen dabei von einer intrinsischen Motivation. Das besagt, dass der Anreiz für ein Verhalten in der Person selbst liegt und nicht durch externe Belohnungen erzeugt wird. Die Belohnung erfolgt vielmehr durch (körperinterne) kognitive und affektive Prozesse. Intrinsisch motiviert sind etwa viele eingefleischte Ausdauersportler. Sie treiben ihren Sport, nicht um bei einem Wettkampf erfolgreich zu sein, sondern weil sie sich während des Sports und vor allem danach besser fühlen. Sie spüren das angenehme Gefühl, sich im Rhythmus von Atmung, Herzschlag und Bewegungsfrequenz zu befinden. Dieser Zustand, auch Flow genannt, verführt sie regelmäßig zu körperlicher Aktivität.

In eigenen Untersuchungen konnte gezeigt werden, dass bereits ein Ausdauerlauf bei mittlerer Intensität zu einem solchen Flow-Erleben führen kann. Dieses erreichen Sie vor allem dann, wenn die Anforderungen, die an Sie gestellt werden, mit Ihren eigenen Fähigkeiten im Gleichgewicht sind. Dazu ist es erforderlich, dass Sie moderat starten, auf die Reaktionen Ihres Körpers achten, die richtige Sportart wählen und mit der richtigen Intensität sowie Dauer trainieren. Erfahrene Sportler gelangen dabei schneller in einen Flow-Zustand als Anfänger (Novizeneffekt). Insofern lässt sich eine intrinsische Motivation auch nicht herbeireden oder herbeischreiben. Hier müssen Sie selbst aktiv werden.

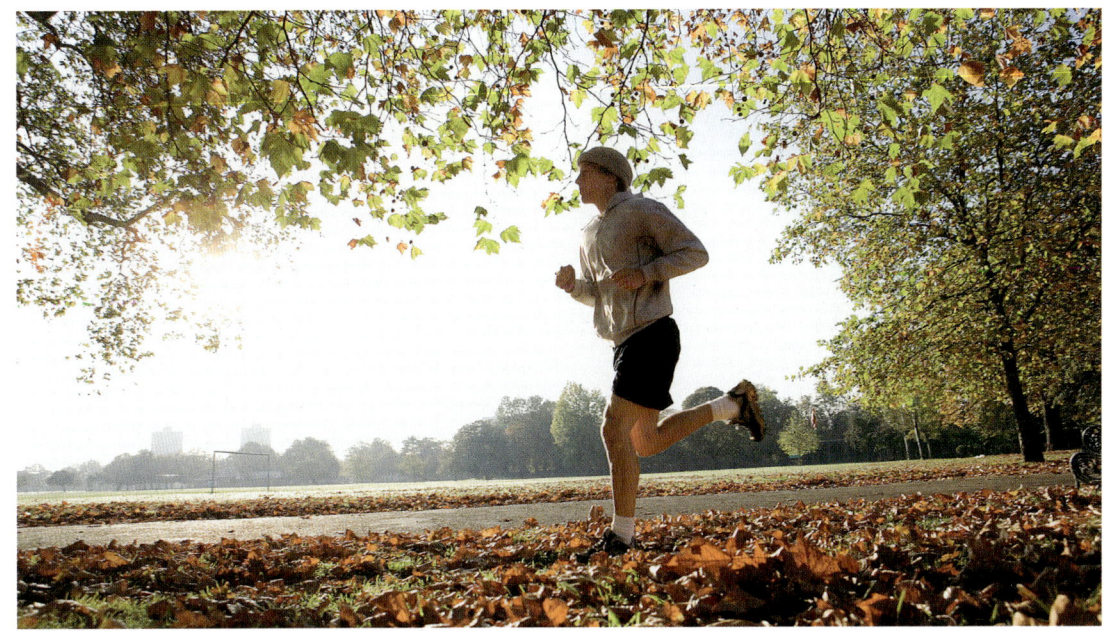

Traben für die Traumfigur: Joggen ist der effektivste Kalorienkiller unter den Ausdauersportarten.

Das Vier-Phasen-Modell

Alle Gewichtsmanagement-Programme beinhalten Trainings- und Ernährungs-
empfehlungen und sind in vier aufeinander aufbauenden Phasen strukturiert:

1. **Gewöhnungsphase**
2. **Umstellungsphase**
3. **Anpassungsphase**
4. **Flowphase**

Grundlage dieses Vier-Phasen-Modells ist die Erkenntnis, dass Veränderungen
nicht nur Zeit brauchen, sondern sich in mehreren Etappen von unterschiedlicher Dauer vollziehen. In jeder Phase liegt der Fokus dabei auf einem anderen
Aspekt. Ziel des Gewichtsmanagement-Programms ist es, die Flowphase zu
erreichen, denn spätestens dann sind Sie intrinsisch motiviert, Sport zu treiben und Ihr neues Ernährungsverhalten beizubehalten.

Erfahrungsgemäß benötigen Untrainierte und stark Übergewichtige (BMI >30) mehr Zeit, um in diesen Zustand zu gelangen als leicht Übergewichtige oder Menschen, die bereits einen gewissen Trainingsstand haben. Wer jahrelang keinen Sport getrieben hat, kann nicht erwarten, dass der Fettstoffwechsel mit Beginn des Trainings funktioniert und dass das Joggen vom ersten Schritt an Spaß macht. Die Gewöhnung, Umstellung und Anpassung vollzieht sich über mehrere Wochen.

In der ersten Woche resultiert der Gewichtsverlust bei einer Ernährungsdiät zu 70 Prozent aus dem Abbau des Körperwassers. In den folgenden zwei Wochen sind es noch 20 Prozent. Die Kreisdiagramme (siehe unten) verdeutlichen auch, dass der Abbau von Muskelproteinen von Woche zu Woche zunimmt. Wird jedoch zur Diät gleichzeitig ein sportliches Training durchgeführt, dann ist der Verlust an Körperwasser minimal: Sie verlieren Fett von der ersten Woche an und die Muskelmasse bleibt Ihnen erhalten.

Gewichtsverlust in vier Wochen

Prozentualer Anteil am Gewichtsverlust

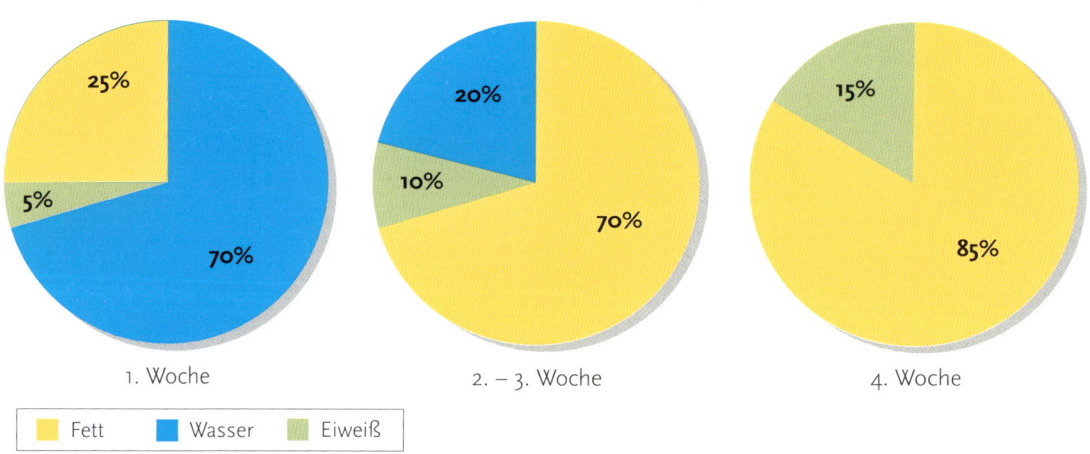

| 1. Woche | 2. – 3. Woche | 4. Woche |

■ Fett   ■ Wasser   ■ Eiweiß

Beim Abnehmen verlieren Sie in der ersten Woche vor allem Flüssigkeit. An die Fettreserven geht es erst so richtig nach ein paar Wochen Training.

Die Gewöhnungsphase

In der Gewöhnungsphase sollen Sie sich langsam an die angestrebten Veränderungen gewöhnen. Voraussetzung für den Erfolg ist, dass Sie immer ein realistisches Zeitmanagement zu Grunde legen, also Unwichtiges von Dringlichem trennen können.

▶ Stellen Sie einen Zeitplan auf, in dem fixe Zeiten für die sportlichen Aktivitäten vorgesehen sind.

▶ Beginnen Sie das Sportprogramm behutsam. Weniger ist anfangs mehr! So vermeiden Sie Beschwerden am Stütz- und Bewegungssystem, die in den ersten Wochen auftreten können.

▶ Steigern Sie langsam die sportlichen Belastungen und gönnen Sie sich hinreichende Erholungsphasen. Treten dennoch Beschwerden auf – oft sind es Knie- oder Hüftgelenksschmerzen –, dann brechen Sie das Training ab. Nach wenigen Regenerationstagen können Sie meist wieder schmerzfrei trainieren. Ihre Belastbarkeit wird von Woche zu Woche steigen. Aber nicht nur für die Gewöhnung an die gehobenen sportlichen Ansprüche benötigt der Körper Zeit, auch auf die reduzierte Kalorienaufnahme muss er sich einstellen.

Die Umstellungsphase

In der Umstellungsphase vollziehen sich vor allem funktionelle Veränderungen des Herz-Kreislauf-Systems, des Verdauungssystems, des Energie- und Muskelstoffwechsels, des autonomen Nervensystems und im Salz- und Wasserhaushalt des Körpers. Nicht alle davon nehmen Sie wahr. Aber wenn Sie auf die Signale Ihres Körpers genau achten, werden Sie viele Veränderungen spüren. Beispielsweise, dass Sie tiefer und fester oder aber auch unruhiger und nervöser schlafen. Letzteres kann nach einem anstrengenden Workout spät am Abend auftreten. Insbesondere, wenn nach dem Workout die wichtige Cooldown-Phase gefehlt hat, um das Herz-Kreislauf-System zu beruhigen und die Nervenaktivität herunterzuschrauben.

Die Umstellungsprozesse können sich auch in einem veränderten Pulsverhalten zeigen. So kann der morgendliche Ruhepuls bereits mehrere Schläge pro Minute niedriger sein. Auch der Pulsanstieg beim Sport wird wahrscheinlich geringer sein als bei den ersten Trainingseinheiten. Wer seit vielen Jahren keinen Sport betrieben hat, reagiert meist auf erste Trainingsbelastungen mit hochrotem Kopf. Auch hier werden Sie nach einigen Einheiten Änderungen

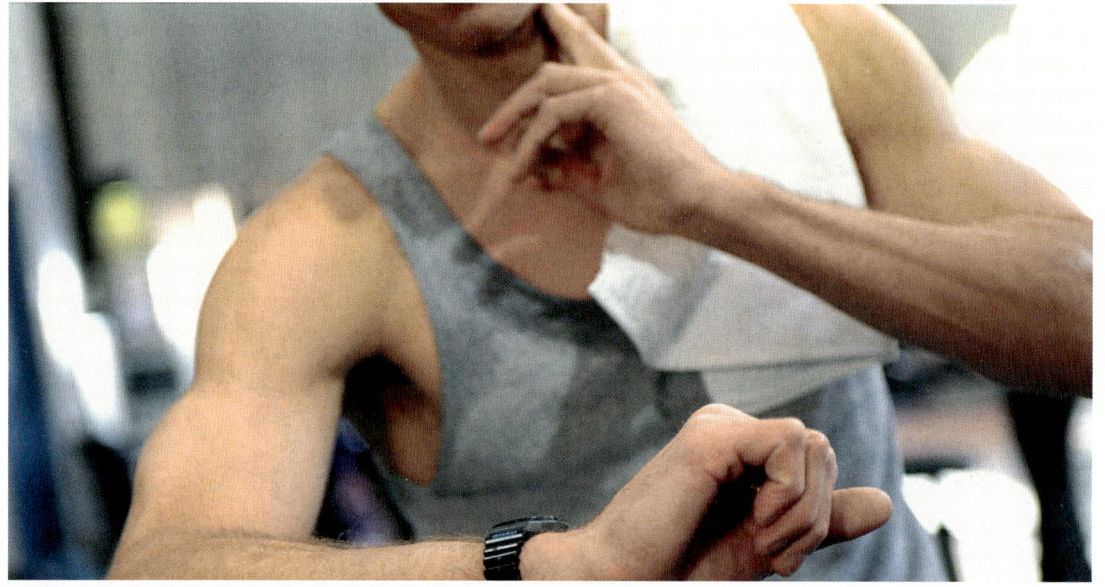

Sport mit Herz: Die Pulskontrolle bei Sport verhindert, dass Sie sich überlasten.
So machen Sie schneller Fortschritte.

verspüren. Sie behalten dann beim Sport einen kühlen Kopf, denn Ihre Thermoregulation arbeitet wieder effektiver.

Die Umstellungen betreffen auch die Regulation des Wasserhaushalts. Reduzieren Sie die Kalorienaufnahme in den ersten Tagen sehr stark und sind sportlich inaktiv, dann verliert der Körper viel Wasser und baut kaum Fett ab. Die Umstellungen der einzelnen Funktionssysteme sind nach ein bis zwei Wochen weitgehend abgeschlossen.

Die Anpassungsphase

In dieser Phase wirken sich die funktionellen Umstellungen nachweisbar auf die Organe aus, d.h., es vollziehen sich vielfältige Adaptationen, u. a. in der Muskulatur und im Herz-Kreislauf-, Atem- und Blutsystem (siehe Seite 26).

In der Anpassungsphase wird die Basis für den langfristigen Erfolg des Gewichtsmanagements gelegt. Die bedeutendste Anpassung vollzieht sich im Fettstoffwechsel, der effektiver arbeitet. Davon profitieren Sie in jeder Hinsicht, vor allem auch gesundheitlich, denn der Anteil der gefäßschädigenden Fette

(Cholesterin, Triglizeriden) wird abnehmen, Ihr Blutdruck wird sich normalisieren, die Empfindlichkeit der Muskelzellen gegenüber Insulin wird gesteigert. Letzteres hat den Vorteil, dass sporttreibende Typ-I- und Typ-II-Diabetiker mit bedeutend niedrigeren Insulinmengen auskommen.

Die Flowphase

Ab jetzt wird es Ihnen immer leichter fallen, das Trainings- und Ernährungsprogramm zu absolvieren. Es kommt jetzt zu einer Balance zwischen den Anforderungen und Ihren Fähigkeiten, Sie haben also für sich den richtigen Sport gefunden und trainieren in einer optimalen Wohlfühl-Intensität.

Charakterisierung von Flow

► Völliges Aufgehen in der Tätigkeit

► Einswerden mit einer Tätigkeit, neben der dann alles andere bedeutungslos wird

► Zustand außergewöhnlicher Konzentration

► Reflexionsfreies Handeln – Sie denken also gar nicht mehr darüber nach, was Sie tun.

► Scheinbar fließender Übergang zwischen den einzelnen Handlungen

► Zeitvergessenheit

Warum ist ein solches Flow-Erlebnis für ein nachhaltiges Gewichtsmanagement so wichtig? Freude, Spaß und Kreativität sowie der Prozess des Einsseins mit unseren Fähigkeiten und den gestellten Anforderungen stimulieren uns nachhaltig. Sport macht auf einmal Spaß und das Gewichtsmanagement-Programm verliert zunehmend seinen ursprünglichen Zweck. Wir treiben keinen Sport, um Kalorien zu verbrauchen und unser Gewicht zu normalisieren, sondern weil wir Freude daran haben, uns dabei wohl fühlen und ohne das Training etwas fehlen würde. Und genau dies sind die Voraussetzungen, um den eingeschlagenen Weg des Gewichtsmanagements im Prinzip für das ganze Leben aufrechtzuerhalten.

Die Trainingsprogramme

Niedrige Intensität – hohe Wirkung. Zum Abnehmen müssen Sie sich beim Sport nicht voll auspowern. Und wenn Ihr Körper nach einer Pause verlangt, sollten Sie ihm diese auch gönnen.

Im Folgenden stellen wir Ihnen die Trainingsprogramme ausführlich vor. Die Einheiten sind den Wochentagen zugeordnet, um eine sinnvolle Verteilung aufzuzeigen. Abweichungen vom Plan sind dennoch manchmal erforderlich: beispielsweise, wenn Anzeichen eines aufziehenden Infekts erkennbar sind oder die Müdigkeit von der vorausgehenden Trainingseinheit noch stark nachwirkt. Regenerative und entspannende Maßnahmen sind in diesem Fall zu ergreifen. Weniger ist dann mehr!

Neben der Dauer des sportlichen Programms ist die Intensität, mit der Sie laufen oder Rad fahren, entscheidend. Zwar werden bei höherer Intensität mehr Kalorien verbraucht, aber der Fettstoffwechsel kann dann nicht mehr optimal arbeiten (siehe Seite 46). Für die einzelnen Trainingseinheiten schlagen wir Ihnen drei Intensitätsbereiche vor. Dabei hat das Training in niedriger und mittlerer Intensität eine besondere Bedeutung für den langfristigen Erfolg.

Intensitätsbereiche für das Ausdauertraining

Intensität	Allgemein	HFmax	OwnZone**
Niedrig	GA* 1	60–70%	Leicht
Mittel	GA 1–2	70–80%	Mittel
Hoch	GA 2	80–90%	Hart

* GA: Grundlagenausdauertraining: 1 = Fettstoffwechsel, 2 = Kohlenhydratstoffwechsel

** OwnZone: Für diese Methode ist eine Pulsuhr der Firma Polar erforderlich. Die drei Intensitätsbereiche werden von der Uhr auf der Basis der eingegebenen Personendaten (Alter, Geschlecht, Gewicht, Fitness-Stand) und der Messung des Herzschlagrhythmus während leichter körperlicher Aktivität ermittelt und im Display angezeigt.

Für jedes Sportprogramm wurden die Kalorien berechnet, die ein 85 Kilogramm schwerer Mann bei den jeweiligen Ausdauer- und Krafteinheiten verbrauchen würde. Zusätzlich sollten Sie auch Ihre allgemeinen Bewegungsaktivitäten bei der Arbeit und in der Freizeit erhöhen. Damit wird die verbleibende Kalorieneinsparung durch Nahrungsverzicht immer geringer.

Alle Programme beinhalten zusätzlich zum Ausdauertraining ein Krafttraining, das dreimal in der Woche zu Hause oder im Fitness-Studio durchgeführt werden kann. Der Schwerpunkt liegt dabei auf der Kräftigung der Rumpfmuskulatur, insbesondere der Bauchmuskeln. Die Übungen dazu finden Sie auf den Seiten 68 bis 77.

Die einzelnen Sportprogramme richten sich an unterschiedliche Zielgruppen. Ungeübte sollten Programme von mindestens acht Wochen Dauer wählen, da hier das wöchentliche Trainingspensum behutsam ansteigt und der Körper sich langsam an die Trainingsbelastungen gewöhnen kann. Alle, die sportlich bereits fit sind und schnell ein paar Kilos loswerden wollen, können mit den folgenden Programmen starten.

Vier-Wochen-Programme (5 kg Gewichtsabnahme)

Ziel ist es, in vier Wochen das Körpergewicht bei Erhalt der Muskelmasse um fünf Kilogramm zu reduzieren. Diese Programme beinhalten intensive Trainingseinheiten (Intervalle) und setzen voraus, dass Sie gesund sind, keine chronischen Erkrankungen haben und seit mindestens einem Jahr regelmäßig laufen oder Rad fahren. Die Gewichtsabnahme ergibt sich aus der Reduktion der Nahrungsenergie und der Erhöhung der sportlichen Aktivität. Um das Ziel zu erreichen, müssen in vier Wochen fast 40 000 Kilokalorien durch die Ernährung eingespart bzw. zusätzlich durch Bewegung und sportliche Aktivität verbraucht werden. Wie Sie dieses Ziel erreichen können, wird Ihnen beispielhaft für drei Sportprogramme auf den Seiten 96 bis 98 aufgezeigt. Wählen Sie das Programm, das Ihnen am meisten zusagt.

Bei allen drei Programmen erhöht sich der Trainingsumfang von Woche zu Woche und damit der Energieverbrauch durch Bewegung. Während für die erste Woche jeweils etwa 2 500 kcal vorgesehen sind, steigt der Kalorienumsatz auf das Doppelte in der vierten Woche. Wenn Sie sich für diese Programme entscheiden, dann planen Sie entsprechend viel Zeit für das Training ein.

1. Woche (Gewöhnungsphase)

Ziel: 1 kg abnehmen (~ 7 700 kcal, davon bis zu 2 500 kcal durch Sport)

2. Woche (Umstellungsphase)

Ziel: 1,3 kg abnehmen (~ 10 000 kcal, davon bis zu 3 000 kcal durch Sport)

3. Woche (Anpassungsphase)

Ziel: 1,4 kg abnehmen (~ 10 800 kcal, davon bis zu 4 000 kcal durch Sport)

4. Woche (Flowphase)

Ziel: 1,3 kg abnehmen (~ 10 000 kcal, davon bis zu 5 000 kcal durch Sport)

Das Vier-Wochen-Crosstrainingsprogramm (13 500 kcal)

Mit diesem Programm (Seite 98) sind Sie im Fitness-Studio bestens aufgehoben. Das Training erfolgt zunächst auf den unterschiedlichen Ausdauergeräten wie Laufband (LB), Fahrradergometer (FE), Spinningrad (SR), Stepper (ST), Crosstrainer (CT) und Ruderergometer (RE).

An die Ausdauereinheiten schließt sich ein Krafttraining an. Dazu können Sie durchaus auch auf die Kursangebote des Fitness-Studios zurückgreifen. Hoch effizient sind die Programme Hot Iron, Kraftcircuit oder das Training nach der Einsatzmethode, das Sie auch ohne Gruppe durchführen können. Mit diesem kombinierten Ausdauer- und Kraftprogramm können Sie in vier Wochen 13 500 Kilokalorien verbrauchen.

Acht-Wochen-Programme (5 kg Gewichtsabnahme)

Das Ziel dieser Programme (Seite 99 bis 101) ist es, in acht Wochen das Körpergewicht um 5 Kilogramm zu reduzieren, dabei aber die Muskelmasse zu erhalten. Diese Programme sind auch für Übergewichtige geeignet, die über keinerlei sportliche Erfahrungen verfügen und mehrere Jahre überhaupt keinen Sport ausgeübt haben. Im Vergleich zu den Vier-Wochen-Programmen sind die sportlichen Aktivitäten in der Woche deutlich geringer. Ihr Körper hat mehr Zeit, sich an das Training zu gewöhnen und anzupassen.

Der grundsätzliche Aufbau der Programme verläuft nach den gleichen Prinzipien, wie sie zu den Vier-Wochen-Programmen erläutert wurden. Mit den Sportprogrammen können Sie in acht Wochen bis zu 26 500 Kilokalorien verbrauchen; über die Ernährung müssen dann nur noch 12 000 Kilokalorien eingespart werden (ungefähr 200 kcal/Tag).

1. Woche (Gewöhnungsphase)

Ziel: 0,7 kg abnehmen (~ 5 400 kcal, davon bis zu 2 500 kcal durch Sport)

2. und 3. Woche (Umstellungsphase)

Ziel: 1,4 kg abnehmen (~ 10 800 kcal, davon bis zu 6 000 kcal durch Sport)

4. bis 6. Woche (Anpassungsphase)

Ziel: 1,8 kg abnehmen (~ 14 000 kcal, davon bis zu 9 000 kcal durch Sport)

7. und 8. Woche (Flowphase)

Ziel: 1,1 kg abnehmen (~ 8 500 kcal, davon bis zu 8 000 kcal durch Sport)

Zwölf-Wochen-Programme (10 kg Gewichtsabnahme)

Ziel ist es, in drei Monaten das Körpergewicht ohne Abbau von Muskelmasse um zehn Kilogramm zu reduzieren. Für die Gewichtsabnahme ist also ein recht langer Zeitraum vorgesehen. Dies hat den Vorteil, dass die Umstellung auf ein verändertes Essverhalten und die sportliche Aktivität sehr langsam vonstattengehen. Sie können sich mehr Zeit lassen, müssen aber auch ein wenig geduldiger sein, um die Erfolge auf der Waage zu sehen. Der grundsätzliche Aufbau des Programms ist dem der Acht-Wochen-Programme vergleichbar. Die wöchentlichen Trainingsumfänge steigen in den ersten Wochen kontinuierlich an. Nach sechs Wochen ist das maximale Wochenpensum erreicht, danach erhöht sich nur die Belastungsintensität, d. h., Sie verbrauchen für die gleiche Trainingszeit mehr Energie. In der Anpassungs- und Flowphase wechselt das Trainingsprogramm wöchentlich, um dem Körper Zeit zur Anpassung zu geben und um die Reizwirksamkeit zu erhöhen. Mit dem kompletten Sportprogramm (Seite 102 bis 107) können Sie in drei Monaten bis zu 36 500 Kilokalorien verbrauchen; über die Ernährung müssen dann noch etwa 40 000 Kilokalorien eingespart werden (ungefähr 500 kcal/Tag).

1. und 2. Woche (Gewöhnungsphase)

Ziel: 1,5 kg abnehmen (~ 11 000 kcal, davon bis zu 5 000 kcal durch Sport)

3. und 4. Woche (Umstellungsphase)

Ziel: 1,5 kg abnehmen (~ 11 000 kcal, davon bis zu 5 200 kcal durch Sport)

5. bis 8. Woche (Anpassungsphase)

Ziel: 4 kg abnehmen (~ 30 000 kcal, davon bis zu 13 200 kcal durch Sport)

9. bis 12. Woche (Flowphase)

Ziel: 3 kg abnehmen (~ 23 000 kcal, davon bis zu 13 200 kcal durch Sport)

Gewichtsabnahme: 20 Kilogramm und 40 Kilogramm

Wer 20 oder 40 Kilogramm Körpermasse langfristig und auf natürliche Weise verlieren möchte, muss viel Motivation und Durchhaltevermögen mitbringen. Training und Ernährung müssen gut aufeinander abgestimmt sein. Bis zu einem Jahr sollten Sie sich dafür Zeit nehmen. Deutlich schneller geht es zwar mit einer Operation, doch sind die Kosten nicht unerheblich und das Ernährungs- und Bewegungsverhalten wird sich auch nicht von einem auf den anderen Tag verändern lassen. Die Gewichtszunahme danach ist also schon vorprogrammiert.

Wie schaffen Sie es, gesund abzunehmen? Im ersten Schritt sollten Sie Ihren aktuellen Grund- und Leistungsumsatz (siehe Seite 110) ermitteln und diesen in Beziehung zu Ihrer täglich zugeführten Nahrungsenergie stellen. Versuchen Sie Ihr Ernährungsverhalten so umzustellen, dass es zu einer Balance zwischen aufgenommener und verbrauchter Energie kommt. Die Menus ab Seite 126 werden Ihnen dabei helfen. Mit dieser Maßnahme können Sie Ihr Körpergewicht halten. Fürs Abnehmen müssen Sie jedoch noch mehr tun: Sie müssen Ihr Bewegungspensum erhöhen. Dazu sollten Sie die Alltagsaktivitäten steigern und mit einem systematischen sportlichen Training beginnen. Bei Ihrer Körperfülle ist allerdings nicht jede sportliche Aktivität möglich oder sinnvoll. Der Belastbarkeit des Bewegungsapparats sind schnell Grenzen gesetzt. Wenn Sie jetzt zu hastig und zu schnell vorgehen, drohen Überlastungsbeschwerden mit möglichen gesundheitlichen Folgeschäden. Sie können dies vermeiden, indem Sie die richtige Sportart wählen und bei leichten Beschwerden sofort Regenerationsmaßnahmen einleiten. Laufen ist in der Regel nicht geeignet, zumindest nicht in den ersten Wochen, da bei jedem Schritt das Vielfache des eigenen Körpergewichtes abgefangen werden muss. Zu empfehlen sind gelenkschonende Sportarten wie Schwimmen, Radfahren, Skilanglauf, Inlineskating oder Rudern. Am sinnvollsten ist es, wenn Sie Lust auf mehrere Sportarten haben und zugleich noch mit einem Krafttraining starten. Dadurch wird das Training nicht nur abwechslungsreicher, was die Motivation erhöht, sondern sorgt auch für ein ausgewogenes Workout für sämtliche Muskelpartien. Wie solch ein Programm aussehen kann, zeigt Ihnen der Zwölf-Wochen-Crosstrainingsplan mit 10 Kilogramm Gewichtsabnahme auf Seite 106. Er bietet sehr viel Abwechslung und führt zu einem hohen Energieumsatz. Im Prinzip können Sie sich an diesem Plan sehr gut orientieren. Ersetzen Sie die

Einheiten auf dem Laufband durch die doppelte Zeit auf dem Fahrradergometer und das Laufen durch Schwimmen oder Radfahren bzw. Mountainbiking.
Haben Sie den Zwölf-Wochen-Crosstrainingsplan erfolgreich abgeschlossen,
dann können Sie auch auf ein sportartspezifisches Programm wechseln. Wir
empfehlen dazu das Zwölf-Wochen-Radsportprogramm (Seite 104 bis 105).
Ist Ihr Bewegungsapparat hinreichend belastbar, dann können Sie auch das
Zwölf-Wochen-Laufsportprogramm (Seite 102 bis 103) wählen.

Fünf fitte Fakten

1. **Nehmen Sie sich Zeit. Langfristiges Abnehmen ist gesünder und effektiver.**

2. **Das Fatburning gliedert sich in vier Phasen: Die Gewöhnung, die Anpassung, die Umstellung und den Flow.**

3. **Ruhen Sie sich nicht auf den Erfolgen der ersten Woche aus – bisher haben Sie hauptsächlich Flüssigkeit verloren.**

4. **Während der Anpassungs- und Umstellungsphase verändert sich nicht nur der Energiestoffwechsel. Das Ausdauertraining ist auch ein Rundum-Schutz für die Gesundheit.**

5. **Ziel ist es, in die Flowphase zu gelangen: Sie bewegen sich nicht, weil Sie abnehmen wollen, sondern weil es Ihnen einfach Spaß macht.**

Das Vier-Wochen-Laufprogramm (~13 000 kcal)

Woche	Phase	Mo. od. Di.	Mi. od. Do.	Fr.	Sa. od. So.	Energie-umsatz pro Woche
Woche 1	Gewöhnung	45 min Lauf 65% HFmax	45 min Lauf 70% HFmax		60 min Lauf 80% HFmax	2 000 kcal
Woche 2	Umstellung	60 min Lauf 70% HFmax	45 min Intervall-Lauf 70–90% HFmax		75 min Lauf 70% HFmax	2 500 kcal
Woche 3	Anpassung	70 min Lauf 70% HFmax	45 min Intervall-Lauf 70–90% HFmax	45 min Lauf 85% HFmax	75 min Lauf 70% HFmax	3 000 kcal
Woche 4	Flow-Erleben	70 min Lauf 70% HFmax	45 min Intervall-Lauf 70–90% HFmax	60 min Lauf 85% HFmax	90 min Lauf 70% HFmax	3 500 kcal
Kraft je Woche		20 min Bauch weg	40 min Bauch weg & Kraft mit Hantel	20 min Bauch weg		500 kcal

Das Vier-Wochen-Radfahrprogramm (~14 500 kcal)

Woche	Phase	Mo. od. Di.	Mi. od. Do.	Fr.	Sa. od. So.	Energie-umsatz pro Woche
Woche 1	Gewöhnung	75 min Rad* 65% HFmax	75 min Rad* 65% HFmax		1:45 h Rad* 75% HFmax	2 000 kcal
Woche 2	Umstellung	75 min Rad* 65% HFmax	75 min Rad*-Intervalle 60–95% HFmax		2:00 h Rad* 60% HFmax	2 500 kcal
Woche 3	Anpassung	90 min Rad* 70% HFmax	75 min Rad*-Intervalle 60–95% HFmax		2:30 h Rad* 60% HFmax	3 500 kcal
Woche 4	Flow-Erleben	75 min Rad* 75% HFmax	75 min Rad*-Intervalle 60–95% HFmax	75 min Rad* 80% HFmax	3:00 h Rad* 60% HFmax	4 500 kcal
Kraft je Woche		20 min Bauch weg	40 min Bauch weg & Kraft mit Hantel	20 min Bauch weg		500 kcal

* Die Radprogramme können auch mit dem Mountainbike, auf der Rolle oder dem Fahrradergometer durchgeführt werden.

Das Vier-Wochen-Crosstrainingsprogramm (13 500 kcal)

Woche	Phase	Mo. od. Di.	Mi. od. Do.	Fr.	Sa. od. So.	Energie-umsatz pro Woche
Woche 1	Gewöhnung	Je 15 min FE, ST, CT mit 60% HFmax, dann 30 min Kraft*	Spinning 45 min mit 60–90% HFmax, dann 30 min Kraft*		2 h Walking, Wandern, Inlineskaten oder Radfahren	2 000 kcal
Woche 2	Umstellung	Je 20 min FE, ST, RE mit 60% HFmax, dann 30 min Kraft*	Spinning 45 min mit 60–90% HFmax, dann 30 min Kraft*	20 min LB + 20 min CT mit 75% HFmax, dann 30 min Kraft*	2 h Walking, Wandern oder Radfahren	3 000 kcal
Woche 3	Anpassung	Je 20 min LB, ST, FE, RE mit 70% HFmax, dann 30 min Kraft*	Spinning 45 min mit 60–90% HFmax, dann 30 min Kraft*	30 min LB + 30 min FE mit 75% HFmax, dann 30 min Kraft*	3 h Walking, Wandern oder Radfahren	4 000 kcal
Woche 4	Flow-Erleben	Je 20 min ST, CT, RE, FE mit 75% HFmax, dann 30 min Kraft*	Spinning 45 min mit 60–90% HFmax, dann 30 min Kraft*	30 min LB + 20 min FE mit 80% HFmax, dann 30 min Kraft*	3 h Walking, Wandern oder Radfahren	4 500 kcal

* Das Krafttraining kann auch durch einen Studiokurs ersetzt werden.

CT: Crosstrainer, FE: Fahrradergometer, LB: Laufband, RE: Ruderergometer, ST: Stepper

Das Acht-Wochen-Laufprogramm (~26 500 kcal)

Woche	Phase	Mo. od. Di.	Mi. od. Do.	Fr.	Sa. od. So.	Energie- umsatz pro Woche
Woche 1	Gewöhnung	30 min Laufen/ Gehen 70% HFmax	45 min Laufen/ Gehen 70% HFmax		60 min Laufen/ Gehen 70% HFmax	1 500 kcal
Woche 2 und 3	Umstellung	45 min Gehen/ Laufen im Wechsel	30 min Laufen 80% HFmax	45 min Laufen 75% HFmax	75 min Walking* 60% HFmax	2 500 kcal
Woche 4 bis 6	Anpassung	45 min Laufen 70% HFmax	30 min Laufen 80% HFmax	45 min Laufen 80% HFmax	2 h Walking* 60% HFmax	3 000 kcal
Woche 7 und 8	Flow-Erleben	45 min Laufen 75% HFmax	40 min Laufen 85% HFmax	60 min Laufen 70% HFmax	2 h Walking* 60% HFmax	3 500 kcal
Kraft je Woche		20 min Bauch weg	40 min Bauch weg & Hantel	20 min Bauch weg		500 kcal

* Walking kann auch durch Nordic Walking, Wandern, Radfahren oder Inlineskating ersetzt werden.

Das Acht-Wochen-Radfahrprogramm (~21 000 kcal)

Woche	Phase	Mo. od. Di.	Mi. od. Do.	Fr.	Sa. od. So.	Energie-umsatz pro Woche
Woche 1	Gewöhnung	60 min Rad* 60% HFmax	45 min Rad* 70% HFmax		60 min Rad* 60% HFmax	1 500 kcal
Woche 2 und 3	Umstellung	75 min Rad* 60% HFmax	45 min Rad* 70% HFmax	45 min Rad* 85% HFmax	75 min Rad* 60% HFmax	2 500 kcal
Woche 4 bis 6	Anpassung	75 min Rad* 60% HFmax	60 min Rad* 80% HFmax		2 h Rad* 60% HFmax	3 000 kcal
Woche 7 und 8	Flow-Erleben	75 min Rad* 70% HFmax	60 min Rad* 80% HFmax	45 min Rad* 85% HFmax	2 h Rad* 60% HFmax	3 500 kcal
Kraft je Woche		20 min Bauch weg	40 min Bauch weg & Hantel	20 min Bauch weg		500 kcal

* Die Radprogramme können auch mit dem Mountainbike, auf der Rolle oder dem Fahr-radergometer durchgeführt werden.

Das Acht-Wochen-Crosstrainingsprogramm (26 500 kcal)

Woche	Phase	Mo. od. Di.	Mi. od. Do.	Fr.	Sa. od. So.	Energie-umsatz pro Woche
Woche 1	Gewöhnung	Je 10 min FE, ST, CT mit 60% HFmax, dann 30 min Kraft*	20 min Schwim-men 15 min Kraft mit Hantel	15 min Kraft mit Hantel	2 h Wandern, Walking, Inlineska-ten oder Radfahren	2 500 kcal
Woche 2 und 3	Umstellung	Je 15 min FE, ST, RE mit 60% HFmax, dann 30 min Kraft*	30 min Schwim-men 15 min Kraft mit Hantel	20 min Kraft mit Hantel	2 h Walking, Wandern oder Radfahren	3 000 kcal
Woche 4 bis 6	Anpassung	Je 20 min LB, ST, FE, RE mit 70% HFmax, dann 30 min Kraft*	45 min Schwim-men oder Spinning 60–90% HFmax, 30 min Kraft*	20 min LB + 30 min FE mit 75% HFmax, dann 30 min Kraft*	2,5 h Walking, Wandern oder Radfahren	3 000 kcal
Woche 7 und 8	Flow-Erleben	Je 20 min ST, CT, RE, FE mit 75% HFmax, dann 30 min Kraft*	45 min Schwim-men oder Spinning 60–90% HFmax, 30 min Kraft*	Je 20 min LB, CT, RE, FE mit 75% HFmax, dann 30 min Kraft*	3 h Walking, Wandern oder Radfahren	4 000 kcal

* Das Krafttraining kann auch durch einen Studiokurs ersetzt werden.

CT: Crosstrainer, FE: Fahrradergometer, LB: Laufband, RE: Ruderergometer, ST: Stepper

Das Zwölf-Wochen-Laufprogramm (~ 36 000 kcal)

Woche	Phase	Montag oder Dienstag	Mittwoch oder Donnerstag
Woche 1	Gewöhnung	30 min Gehen/Laufen 70% HFmax	40 min Gehen/Laufen 80% HFmax
Woche 2		30 min Laufen 80% HFmax	45 min Gehen/Laufen 80% HFmax
Woche 3 und 4	Um- stellung	30 min Laufen 80% HFmax	45 min Laufen 75% HFmax
Woche 5 und 7	Anpassung	30 min Laufen 85% HFmax	45 min Laufen 70% HFmax
Woche 6 und 8		40 min Laufen 85% HFmax	45 min Laufen 70% HFmax
Woche 9 und 11	Flow-Erleben	45 min Laufen 80% HFmax	60 min Laufen 70% HFmax
Woche 10 und 12		45 min Laufen 80% HFmax	60 min Laufen 70% HFmax
Kraft je Woche		20 min Bauch weg	40 min Bauch weg & Hantel

* Walking kann auch durch Nordic Walking, Wandern, Radfahren oder Inlineskating ersetzt werden.

Freitag	Samstag oder Sonntag	Energieumsatz pro Woche
	45 min Gehen/Laufen 70% HFmax	1 600 kcal
	60 min Gehen/Laufen 70% HFmax	1 800 kcal
	75 min Gehen/Laufen 70% HFmax	2 100 kcal
30 min Laufen 85% HFmax	90 min Walking* 60% HFmax	2 600 kcal
30 min Laufen 85% HFmax	2 h Walking* 60% HFmax	3 000 kcal
	2 h Walking* 60% HFmax	2 500 kcal
40 min Laufen 85% HFmax	75 min Laufen 65% HFmax	3 100 kcal
20 min Bauch weg		500 kcal

Das Zwölf-Wochen-Radsportprogramm (~ 36 500 kcal)

Woche	Phase	Montag oder Dienstag	Mittwoch oder Donnerstag
Woche 1	Gewöhnung	45 min Rad* 60% HFmax	60 min Rad* 60% HFmax
Woche 2	Gewöhnung	45 min Spinning 60–90% HFmax	75 min Rad* 60% HFmax
Woche 3 und 4	Um- stellung	45 min Spinning 60–90% HFmax	60 min Rad* 60% HFmax
Woche 5 und 7	Anpassung	45 min Spinning 60–90% HFmax	60 min Rad* 65% HFmax
Woche 6 und 8	Anpassung	45 min Spinning 60–90% HFmax	90 min Rad* 60% HFmax
Woche 9 und 11	Flow-Erleben	45 min Spinning 60–90% HFmax	90 min Rad* 65% HFmax
Woche 10 und 12	Flow-Erleben	45 min Spinning 60–90% HFmax	90 min Rad* 60% HFmax
Kraft je Woche		20 min Bauch weg	40 min Bauch weg & Hantel

* Die Radprogramme können auch mit dem Mountainbike, auf der Rolle oder dem Fahr-radergometer durchgeführt werden.

Freitag	Samstag oder Sonntag	Energieumsatz pro Woche
	90 min Rad* 60% HFmax	1 500 kcal
	90 min Rad* 60% HFmax	1 800 kcal
45 min Rad* 80% HFmax	90 min Rad* 60% HFmax	2 100 kcal
	2 h Rad* 60% HFmax	2 000 kcal
45 min Spinning 60–90% HFmax	2 h Rad* 60% HFmax	3 000 kcal
	2 h Rad* 60% HFmax	2 500 kcal
45 min Spinning 60–90% HFmax	3 h Rad* 60% HFmax	4 000 kcal
20 min Bauch weg		500 kcal

Das Zwölf-Wochen-Crosstrainingsprogramm (33 500 kcal)

Woche	Phase	Montag oder Dienstag	Mittwoch oder Donnerstag
Woche 1	Gewöhnung	Je 10 min FE, ST, CT mit 60% HFmax, dann 20 min Kraft*	30 min Schwimmen** 20 min Kraft: Bauch weg
Woche 2	Gewöhnung	Je 15 min FE, ST, CT mit 60% HFmax 30 min Kraft*	30 min Schwimmen** 20 min Kraft: Bauch weg
Woche 3 und 4	Um-stellung	Je 20 min LB, FE, ST mit 70% HFmax, dann 30 min Kraft*	40 min Schwimmen** 20 min Kraft: Bauch weg
Woche 5 und 7	Anpassung	Je 20 min FE, CT, FE mit 70% HFmax, dann 30 min Kraft*	20 min Kraft: Bauch weg
Woche 6 und 8	Anpassung	Je 15 min LB, FE, ST, CT mit 60% HFmax, dann 30 min Kraft*	40 min Schwimmen** 20 min Kraft: Bauch weg
Woche 9 und 11	Flow-Erleben	Je 20 min FE, CT, FE mit 70% HFmax, dann 30 min Kraft*	20 min Kraft: Bauch weg
Woche 10 und 12	Flow-Erleben	Je 15 min LB, FE, ST, CT mit 60% HFmax, dann 30 min Kraft*	40 min Schwimmen** 20 min Kraft: Bauch weg

* Das Krafttraining kann auch durch einen Studiokurs ersetzt werden.
** Alternativen zum Schwimmen: 45–60 min Inlineskating, 30–45 min Laufen mit 70% HFmax

CT: Crosstrainer, FE: Fahrradergometer, LB: Laufband, RE: Ruderergometer, ST: Stepper

Freitag	Samstag oder Sonntag	Energieumsatz pro Woche
Je 10 min LB, ST, CT, RE, FE mit 70% HFmax, dann 20 min Kraft*		2 000 kcal
Je 15 min LB, ST, CT, FE mit 70% HFmax 30 min Kraft*		2 500 kcal
45 min Spinning mit 60–90% HFmax 30 min Kraft*	45 min Laufen 80% HFmax	3 000 kcal
45 min Spinning mit 60–90% HFmax 30 min Kraft*	45 min Laufen 80% HFmax	2 500 kcal
45 min Spinning mit 60–90% HFmax 30 min Kraft*	60 min Laufen 75% HFmax	3 000 kcal
45 min Spinning mit 60–90% HFmax 30 min Kraft*	45 min Laufen 80% HFmax	2 500 kcal
45 min Spinning mit 60 90% HFmax 30 min Kraft*	75 min Laufen 70% HFmax	3 500 kcal

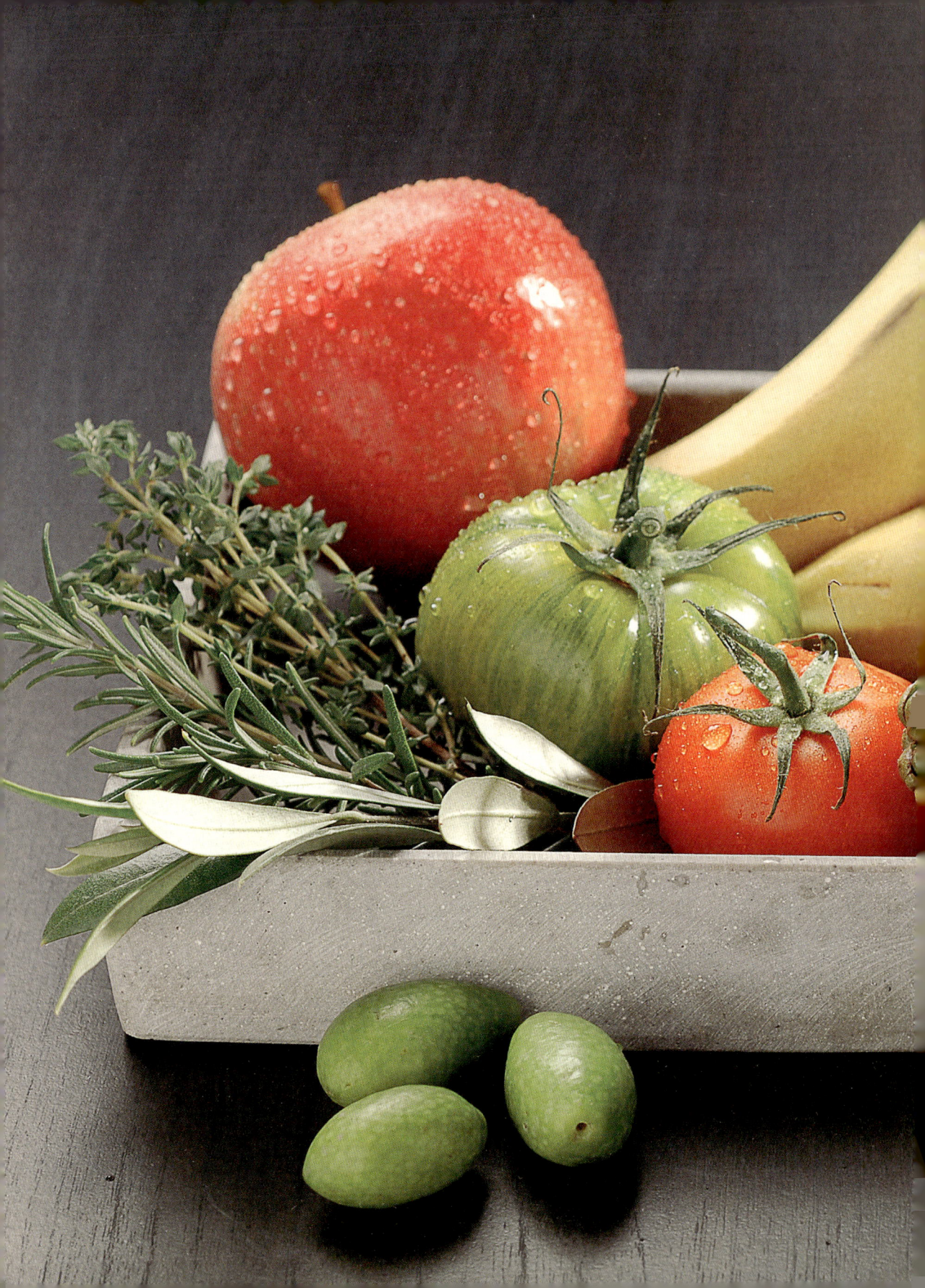

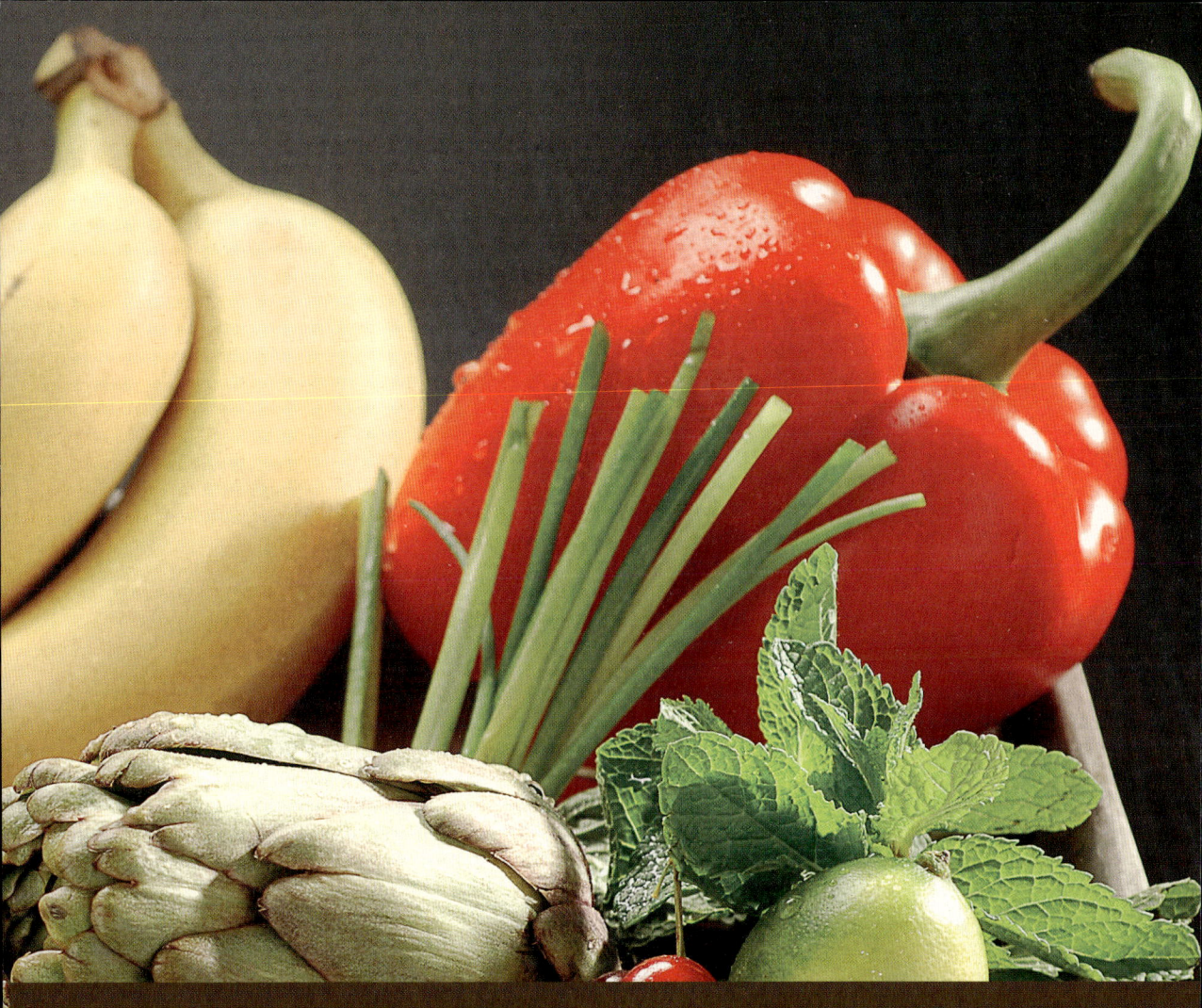

Ernährung: Abnehmen mit Köpfchen

Neben dem Sport sind auch das Ess- und Trinkverhalten entscheidend, um in die Liga der Normalgewichtigen aufzurücken. Selbst wenn beim Training viele Kalorien auf der Strecke bleiben – stürmen Sie danach ohne Bedacht den Kühlschrank, war die Mühe fast umsonst. Trotzdem müssen Sie auch in Zukunft nicht ständig Kalorien zählen.

Weniger Verbote – mehr Genuss

Etwas Selbstdisziplin ist natürlich notwendig – vor allem in den ersten Wochen. Doch auf so viel müssen Sie gar nicht verzichten. Und zum Glück gibt es viele schmackhafte Alternativen.

Der Energiebedarf setzt sich zusammen aus dem Grund- und dem Leistungsumsatz. Der Grundumsatz ist der tägliche Energiebedarf, der zur Erhaltung der lebenswichtigen Organfunktionen notwendig ist. Er wird bei völliger Körperruhe bestimmt. Kalorien für körperliche Aktivität sind darin noch nicht enthalten. Allerdings macht der Grundumsatz bereits den größten Teil des Tagesverbrauchs aus. Als Faustformel gilt: Ein normalgewichtiger erwachsener Mann verbraucht im Ruhezustand pro Stunde etwa 1 Kilokalorie pro Kilogramm Körpergewicht. Demnach beträgt der Grundumsatz eines 85 Kilogramm schweren Mannes rund 2 040 Kilokalorien. Geschlecht, Lebensalter, Stoffwechsel und Körperkomposition haben jedoch einen hohen Einfluss auf den Grundumsatz. Die exakte Formel für die Berechnung Ihres individuellen Grundumsatzes finden Sie in der Tabelle auf der rechten Seite. Mit Zunahme der Muskelmasse kann dieser beachtlich ansteigen und somit die Fettverbrennung zunehmen. Daher lohnt es sich, ihn genauer zu berechnen.

Um den Tagesbedarf zu bestimmen, addieren Sie zum Grundumsatz noch die Energie für körperliche und geistige Aktivitäten sowie den Verlust durch die Verdauung. Für diese Berechnung helfen die Aktivitätsfaktoren:

Der Grundumsatz erhöht sich um etwa 20 Prozent bei leichter Aktivität (Tätigkeiten im Sitzen), um weitere 10 Prozent bei stehender Tätigkeit. Mehrstündige mäßige Aktivitäten wie Renovieren oder Putzen, Gartenarbeit sowie ausgiebige Wanderungen können den Grundumsatz um 40 bis 50 Prozent ansteigen lassen. Wer im Beruf körperlich stark gefordert ist (Bau- und Waldarbeiter), bei dem erhöht sich der Grundumsatz um 60 bis 90 Prozent.

Der Gesamtenergieumsatz beinhaltet zusätzlich die Energie, die durch die Verdauung verloren geht. Sie beträgt bei normaler Ernährung pro Tag etwa 10 Prozent der insgesamt aufgenommenen Kalorien.

Mit einem einstündigen Dauerlauf im mittleren Tempo (12 km/h) könnte der Mann aus dem Berechnungsbeispiel in der Tabelle den Gesamtenergieumsatz

Berechnung Energieumsatz

Berechnung Grund-umsatz (GU):	**Männer:** GU = 66 + (13,7 x Gewicht in kg) + (5 x Größe in cm) – (6.8 x Alter in Jahren) **Frauen:** GU = 655 + (9,6 x Gewicht in kg) + (1,8 x Größe in cm) – (4,7 x Alter in Jahren)
Berechnung Gesamt-energieumsatz (EU)	EU = (Grundumsatz x Aktivitätsfaktor) + Verdauung (10%)
Aktivitätsfaktoren	sehr leichte Aktivität: . . . . 1,2 leichte Aktivität: . . . . 1,3 mäßige Aktivität: . . . . 1,4 starke Aktivität: . . . . 1,6 sehr starke Aktivität: 1,9
Berechnungsbeispiel	40-jähriger Mann, 180 cm Körpergröße, 85 kg Körpergewicht, sitzende Tätigkeit: EU = [66 + (13,7 x 85) + (5 x 180) – 6,8 x 40)] x 1,2 = 2230 kcal Nicht berücksichtigt ist der zusätzliche Energiebedarf für die Verdauung.

um etwa 1 000 Kilokalorien auf 3 230 Kilokalorien steigern. Das ist immerhin ein Mehrbedarf von rund 40 Prozent. An diesem Beispiel wird deutlich, wie Sie durch sportliche Aktivität den Energieumsatz leicht steigern können. Da die genaue Berechnung des Energieumsatzes relativ kompliziert ist, sind Energiebedarfsrechner hilfreich, die verschiedene Institutionen im Internet anbieten (googlen Sie z.B. unter dem Stichwort Energiebedarf). Beachten Sie allerdings, dass auch diese Tools nur Näherungswerte liefern. Für eine exakte Bestimmung des Kalorienbedarfs sind viele individuelle Parameter notwendig.

Ernährungspyramide: Besser essen – mehr Bewegung

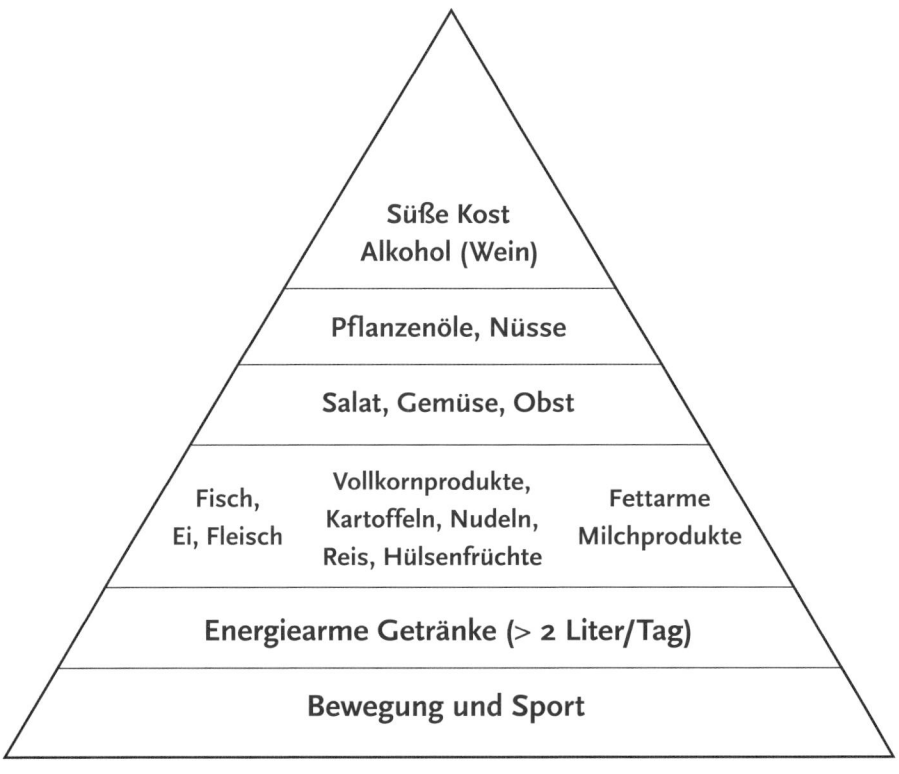

Fisch, Vollkorn- und fettarme Milchprodukte sind die Basis einer gesunden Ernährung. Bei Süßem und Alkohol sollten Sie in Zukunft etwas kürzer treten.

Bewegung bildet die Basis für ein gesundes und effektives Abnehmprogramm. Doch die Ernährung spielt natürlich auch eine gewichtige Rolle. Wer sich viel bewegt, braucht nicht nur mehr Energie, auch der Flüssigkeitsbedarf steigt drastisch an. Wasser und energiearme Getränke sind daher die Grundlage einer gesunden Ernährung. Täglich sind mindestens 2 Liter erforderlich, bei warmen Temperaturen können pro Stunde Sport nochmals 0,7 bis 1 Liter hinzukommen. Die ausgewogene Aufnahme von Kohlenhydraten, Fetten und Eiweißen ist für die Erhaltung der Leistungsfähigkeit unverzichtbar und bildet die nächste Stufe. Um das Gewicht zu reduzieren, ist der Kohlenhydratanteil dabei deutlich gegenüber der bisherigen Nahrungsaufnahme zu reduzieren. Vor allem sollten Kohlenhydrate mit einem hohen glykämischen Index (siehe Seite 115) gestrichen werden. Eine hohe gesundheitspräventive Wirkung haben Salat, Gemüse und Obst, die bei keiner Hauptmahlzeit fehlen sollten. Pflanzenöle und Nüsse gehören zwar auch auf den Tisch – aber nur in Maßen. Auf Süßes und Alkohol sollten Sie dagegen möglichst verzichten.

Makronährstoffverteilung

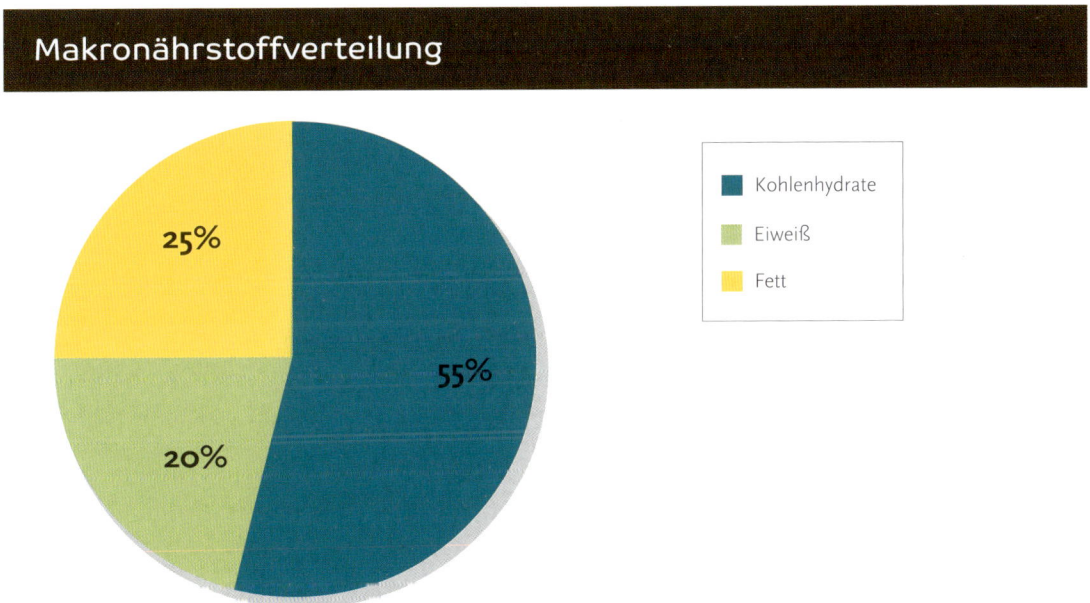

- Kohlenhydrate
- Eiweiß
- Fett

25%
55%
20%

Zum Abnehmen ist in der Nahrung ein höherer Eiweißanteil als üblich sinnvoll.

Makronährstoffe auf einen Blick

Mit dem richtigen Verhältnis von Kohlenhydraten, Fetten und Eiweißen nehmen Sie schneller ab. Ganz verzichten sollten Sie auf keinen dieser Nährstoffe, denn jeder erfüllt wichtige Funktionen im Körper.

Kohlenhydrate – besser durch Ballast

Kohlenhydrate sind der wichtigste Energielieferant für den Körper. Sie werden in Form von Glykogen gespeichert und können sowohl aerob (mit Sauerstoff) als auch anaerob (ohne Sauerstoff) verbrannt werden. Zudem können Gehirn und Nervensystem nur Kohlenhydrate als Energieträger nutzen. Geht dieses Depot also zur Neige, drohen unter anderem Konzentrationsstörungen. Daher machen sie auch den Großteil unserer Nahrung aus. Während Ausdauersportlern ein Anteil von bis zu 60 Prozent an der gesamten Energiezufuhr in Form von Kohlenhydraten empfohlen wird, ist für das Gewichtsmanagement eine Reduktion auf 50 bis 55 Prozent ratsam. Dies erreichen Sie jedoch allein schon durch das Auslassen von Zwischenmahlzeiten mit den beliebten Energieriegeln und Snacks. Besonders reich an Kohlenhydraten sind Nudeln, Reis, Kartoffeln und Brot. In Zukunft sollten Sie jedoch gesteigerten Wert auf die möglichst ballaststoffreichen Varianten legen (Vollkornprodukte, Hülsenfrüchte, Gemüse). Diese haben nicht nur einen höheren Vitamin- und Mineralstoffanteil. Viel wichtiger: Im Magen quellen diese Ballaststoffe in Verbindung mit Flüssigkeit auf, sorgen so für ein länger andauerndes Sättigungsgefühl und verhindern die gefürchteten Heißhunger-Attacken. Als Tagesration empfiehlt die Deutsche Gesellschaft für Ernährung (DGE) 30 Gramm Ballaststoffe. Klingt vergleichsweise wenig, doch mit einer durchschnittlichen Aufnahme von derzeit 20 Gramm pro Tag haben die Bundesbürger deutlichen Nachholbedarf. Dabei würden vier bis sechs Scheiben Vollkornbrot vollkommen ausreichen.

Achten Sie außerdem darauf, Kohlenhydrate mit einem niedrigen glykämischen Index (GI) zu sich zu nehmen (siehe Tabelle). Diese Messziffer bezeichnet den Wirkungsgrad von Kohlenhydraten auf den Blutzuckerspiegel. Je höher der Wert – Traubenzucker hat zum Beispiel einen GI von 100 –, desto schneller steigt der Blutzucker. Das Problem: Schnellt dieser nach oben, schüttet der Körper Insulin aus, um den Spiegel wieder zu senken. Allerdings hat es für Sie noch einen unangenehmen Nebeneffekt: Ein hoher Blutzuckerspiegel unterdrückt beim Sport komplett den Fettstoffwechsel.

Glykämischer Index von Nahrungsmitteln

Niedriger GI			Hoher GI	
Nahrungsmittel	**GI**		**GI**	**Nahrungsmittel**
Kleie	50		90	Kartoffelpüree
Haferflocken	50		85	Cornflakes
Naturreis	50		85	Karotten, gekocht
Roggen-Vollkornbrot	40		75	Wassermelone
Vollkornnudeln	40		70	Gnocchi
Orangen	40		70	Weißbrot
Bohnen	40		70	Zwieback
Äpfel	40		70	Reis, weiß, Standard
Joghurt	35		65	Rosinen
Birnen	35		65	Müsli (mit Zucker/ Honig)
Erbsen	35		60	Pizza
Karotten, roh	30		55	Spaghetti, weich gekocht
Fructose	20		55	Sushi

Fette – unverzichtbar

Auch wenn das Fett von vielen als natürlicher Feind bei einer Diät auserkoren wird – ganz ohne geht es einfach nicht. Die fettlöslichen Vitamine A, D, E und K kann der Körper zum Beispiel ohne Fett überhaupt nicht verwerten. Wissenschaftliche Studien zeigen zudem, dass bei einem Fettanteil von unter 25 Prozent an der gesamten Nahrungsaufnahme die Versorgung mit essenziellen Fettsäuren nicht mehr gewährleistet ist. Essenzielle Fettsäuren sind lebensnotwendig und können vom Körper nicht selbst gebildet werden. Fette sollten daher mit etwa 25 bis 30 Prozent in Ihrer Nahrung enthalten sein. Als Faustformel für das Abnehmen gelten dabei etwa 60 Gramm Fett pro Tag. Viel wichtiger als die Menge ist jedoch die Qualität der Fette. Gesättigte Fettsäuren (tierische sowie feste und gehärtete Pflanzenfette) kommen vor allem in Aufschnitt, Käse und Butter vor. Da diese Fettsäuren den Cholesterinwert erhöhen, sollten sie maximal ein Drittel des aufgenommenen Fettes ausmachen. Weniger ist mehr!

Ungesättigte Fettsäuren treten in zwei Varianten auf. Klassischer Lieferant für einfach ungesättigte Fettsäuren sind Pflanzenöle (Olivenöl). Sie senken den Cholesterinspiegel und schützen so das Herz-Kreislauf-System. Grundsätzlich gilt folgender Merksatz: Je flüssiger das Fett, desto mehr ungesättigte Fettsäuren sind enthalten.

Noch eine Klasse besser sind die mehrfach ungesättigten Fettsäuren, insbesondere die, die reich an Omega-3-Fettsäuren sind. Diese kommen vor allem in Seefischen wie Lachs, Hering oder Makrele und in Raps-, Lein- und Walnussöl vor. Zwei bis drei Fischgerichte pro Woche sind also eine gute Basis für eine gesunde Ernährung.

Fett-weg-Tricks

- ▶ Braten Sie mit Raps- oder Sojaöl.
- ▶ Verwenden Sie für Salate Walnuss-, Traubenkern- und Olivenöl.
- ▶ Statt Sahne zum Kochen lieber Milch mit Speisestärke andicken.
- ▶ Soße mit püriertem Gemüse binden.

Geheime Fettfallen und die Alternativen

Vorsicht vor	Kilo-kalorien*	Fett (g)*	Alternative	Kilo-kalorien*	Fett (g)*
Milch-schokolade	536	31,5	Weingummi	328	0,0
Croissant	393	25,8	Roggenbrötchen	220	1,0
Marmorkuchen	388	21,1	Apfelkuchen (Hefeteig)	132	3,3
Pommes frites	374	21,3	Salzkartoffeln	75	0,3
Rinder-Steak (mit Kräuterbutter)	328	26,5	Seelachs in Öl	150	8,0
Salami	328	27,3	Bierschinken	174	12,0
Bratwurst	290	24,0	Kabeljaufilet (paniert)	218	10,3
Schinken (geräuchert)	280	16,0	Kassler (Auf-schnitt)	204	10,1
Schweinekotelett	250	14,0	Kalbsgeschnet-zeltes	120	7,8
Hähnchen (gegrillt)	228	14,0	Putenschnitzel (natur)	160	4,5

* je 100 Gramm

Power durch Proteine

Ein Eiweiß-Anteil von 20–25 Prozent an der Nahrung ist nicht nur sinnvoll, sondern auch notwendig, da eine gute Proteinversorgung die Muskeln und das Bindegewebe vor Verletzungen schützt und die Regeneration fördert. Da der menschliche Organismus auf bestimmte Eiweißbausteine – die so genannten essenziellen (lebensnotwendigen) Aminosäuren – aus der Nahrung angewiesen ist, sollte auf eine ausreichende Versorgung geachtet werden. Entscheidend hierfür ist nicht die Herkunft oder gar die Menge, sondern die richtige Zusammenstellung Eiweiß liefernder Lebensmittel.

Diese Qualität wird mit biologischer Wertigkeit (BW) bezeichnet. Sie gibt an, wie viel Gramm Körpereiweiß aus 100 Gramm Nahrungsprotein gebildet werden können. Je näher der Gehalt an essenziellen Aminosäuren dem des menschlichen Organismus ist, desto größer die biologische Wertigkeit. Obwohl pflanzliche Lebensmittel einen niedrigeren Index (BW = 60 bis 80) haben als tierische Proteine (BW = 80 bis 90), sollten Sie letztere eher meiden, da sie besonders reich an Fett und Cholesterin sind. Greifen Sie stattdessen lieber tief in die Trickkiste. Denn die biologische Wertigkeit lässt sich durch die Kombination von Lebensmitteln erhöhen.

Um von der erhöhten biologischen Wertigkeit zu profitieren, muss die Aufnahme nicht gleichzeitig erfolgen, sondern kann über einen Zeitraum von bis zu vier Stunden verteilt werden.

Lebensmittel mit hoher biologischer Wertigkeit

Gemisch	Verhältnis	BW
Vollei & Kartoffel	35:65	137
Vollei & Milch	71:29	122
Vollei & Weizen	68:32	118
Milch & Weizen	75:25	105
Bohnen & Mais	52:48	101

Die Bedeutung der Nährstoffe

Kohlenhydrate	versorgen uns mit Energie (Brennstoff)
Fette	liefern Energie (Brennstoff) – große Depots im Körper
Eiweiß	ist Baustoff – in Ausnahmen: Brennstoff
Wasser **Mineralstoffe Vitamine**	sind Baustoffe – lebensnotwendig für alle Stoffwechselfunktionen
Sekundäre Pflanzenstoffe Ballaststoffe	sind z.T. Antioxidantien – haben gesundheitsfördernde Wirkungen

Leichte Kost – mehr Konzentration

Ernährung und ihre Wirkung werden nach wie vor stark unterschätzt. Hinzu kommt, dass viele Berufstätige ihre Mahlzeiten „mal eben zwischendurch" zu sich nehmen und sich oft gar nicht bewusst sind, was und wie viel sie essen. Das Ergebnis: Man isst meist mehr, als man denkt, und fühlt sich eher beschwert und müde statt energiegeladen und fit. Das beste Beispiel ist das oft zu beobachtende Tief nach der Mittagspause. Dabei geht es nicht darum, jede einzelne Kalorie zu zählen, sondern bewusst zu essen. Denn Nahrung und ihre Qualität beeinflussen die Konzentrations- und Leistungsfähigkeit erheblich. Frisches Obst und Gemüse sorgen dafür, dass Sie Ihren Tagesbedarf an Nährstoffen und Vitaminen problemlos decken. Insbesondere eine ausreichende Versorgung mit Kohlenhydraten und Flüssigkeit ist dabei wichtig, um das Gehirn auf Trab zu halten. Ein Mangel an verschiedenen Nährstoffen hat gravierende Auswirkungen auf den Organismus.

Mögliche Warnsignale des Körpers

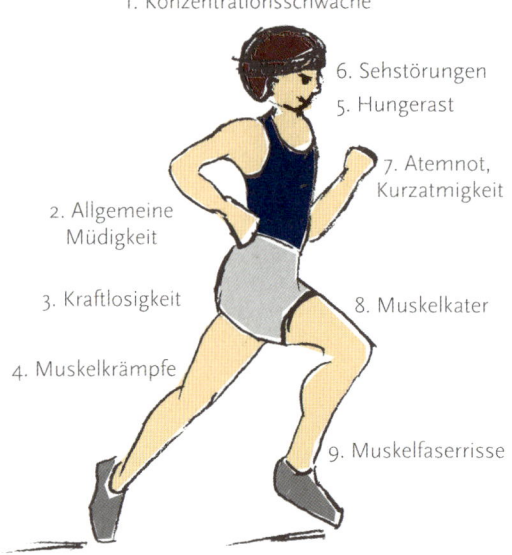

1. Konzentrationsschwäche
6. Sehstörungen
5. Hungerast
7. Atemnot, Kurzatmigkeit
2. Allgemeine Müdigkeit
3. Kraftlosigkeit
8. Muskelkater
4. Muskelkrämpfe
9. Muskelfaserrisse

Defizit an ...

1. Magnesium, B-Vitaminen, Kohlenhydraten?

2. Eisen, Vitamin C, B-Vitaminen?

3. Eisen, Magnesium, B-Vitaminen, Eiweiß?

4. Eisen, Kalium, Magnesium, Flüssigkeit, Natrium?

5. Kohlenhydraten?

6. Vitamin A?

7. Eisen, Vitamin B2?

8. Eisen, Magnesium, Kalzium, Flüssigkeit?

9. Kalium, Magnesium, erhöhter Harnsäurespiegel?

Neben der richtigen Nährstoffverteilung hat auch die Vitaminversorgung Auswirkungen auf Ihre Leistungsfähigkeit.

Abnehmen bedeutet nicht Askese, sondern Essen mit Bedacht. Genießen Sie die Mahlzeiten – nicht nur, weil es davon in Zukunft etwas weniger geben wird. Vielmehr, weil das Sättigungsgefühl erst verspätet einsetzt. Schlingen Sie also die Nahrung herunter, essen Sie in der Regel mehr, als Ihr Körper braucht. Nehmen Sie sich daher für jede Mahlzeit ausreichend Zeit und machen Sie auch mal eine Pause. Wenig sinnvoll ist es übrigens auch, ohne Frühstück aus dem Haus zu gehen. Dann ist nämlich der große Hunger vorprogrammiert – statt gesund in den Tag zu starten, greifen Sie wahrscheinlich im Lauf des Vormittags zu einem kalorienreichen Snack.

Die wichtigsten Punkte für die Ernährungsumstellung

Wenn Sie sich 14 Tage konsequent an folgende Regeln halten, stellen Sie Ihren Stoffwechsel nachhaltig um.

▸ **Beschränken** Sie sich auf drei feste Mahlzeiten am Tag. Die oft empfohlene „Five-a-day"-Regel, nach der Sie täglich fünf Mahlzeiten inklusive Obst-Snacks zu sich nehmen sollen, verhindert lediglich die gefürchteten Heißhunger-Attacken. Allerdings steigt bei jeder Mahlzeit der Blutzuckerspiegel. Die dadurch ausgelöste Insulinausschüttung bringt jedoch die Fettverbrennung zum Erliegen (siehe Grafik).

Blutzuckerverlauf

Blutzuckerverlauf bei 3 Mahlzeiten

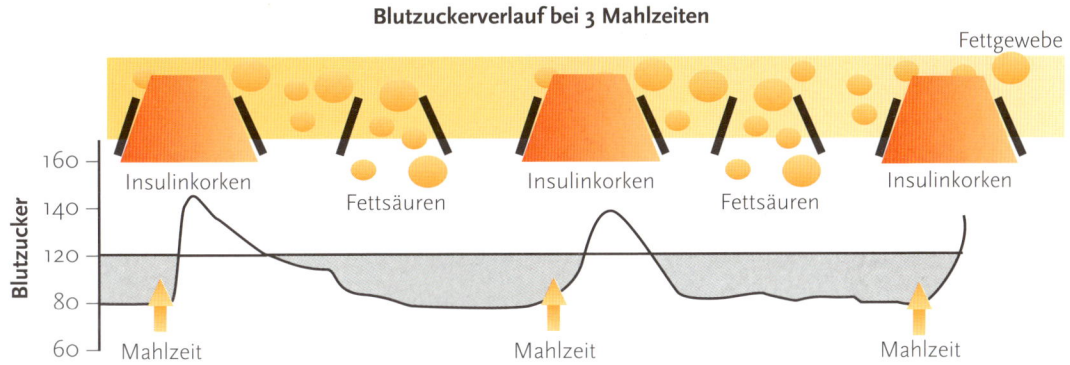

Blutzuckerverlauf bei vielen kleinen Mahlzeiten

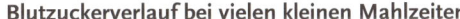

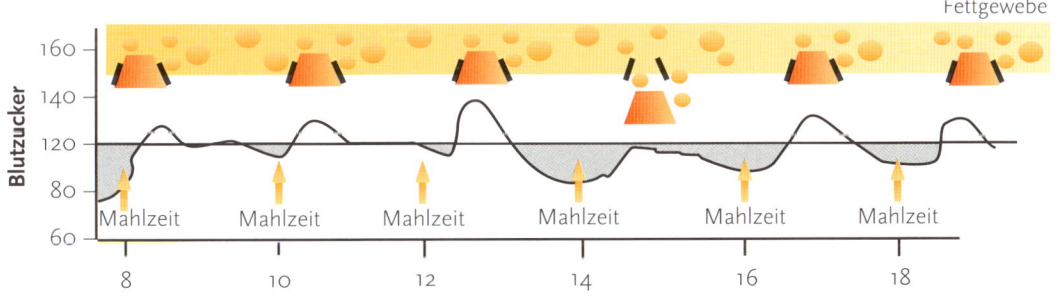

Zwischenmahlzeiten sorgen für eine ständige Insulinausschüttung – was den Fettstoffwechsel hemmt.

▸ **Trinken** Sie am Tag zwei bis drei Liter energiearme Getränke (Wasser, Tee). Ein Flüssigkeitsmangel hat nämlich nicht nur zur Folge, dass die Nähr- und Sauerstoffversorgung gestört wird und Stoffwechselprodukte (Laktat) langsamer abtransportiert werden. Gleichzeitig kommt es beim Sport auch zu einer deutlichen Leistungsminderung (Krämpfe, Überhitzung) und für Sie ganz entscheidend: Alle Stoffwechselprozesse laufen erheblich langsamer ab – auch der Fettstoffwechsel.

Doch nicht nur deshalb sollten Sie häufiger mal zur Flasche greifen, sondern auch, weil die Flüssigkeit ein eventuell aufkommendes Hungergefühl unterdrückt. Außerdem sind in den Fettdepots viele Nahrungsrückstände enthalten, die aus dem Körper gespült werden müssen.

Vorsicht vor Sport-Drinks

Sport- oder Energy-Drinks sollen während der Belastung nicht nur die Flüssigkeitsdepots wieder auffüllen, sondern auch die verlorenen Nährstoffspeicher. Bei einem Marathon ist das auch durchaus sinnvoll – nicht jedoch beim Fatburning. Der hohe Kaloriengehalt sorgt einerseits dafür, dass Sie womöglich während des Sports mehr zu sich nehmen, als Sie verbrennen. Außerdem geraten Sie durch den hohen Kohlenhydratanteil ebenfalls in die „Insulin-Falle". Bei Belastungen bis zu 60 Minuten reichen die körpereigenen Reserven ohnehin aus – und wenn das Training mal ein wenig länger dauert, sind Sie mit einem (Mineral-)Wasser gut bedient. Nach dem Training ist die gute alte Apfelschorle (Fruchtsaft und Wasser im Verhältnis von 1:3) nach wie vor ein guter Durstlöscher.

▸ **Essen** Sie täglich Obst, Salat und Gemüse. Greifen Sie zu frischen Produkten, die derzeit auch in unseren Breitengraden gedeihen. Den erhöhten Bedarf an Vitaminen und Mineralstoffen, der beim Sport entsteht, können Sie so natürlich decken.

▸ **Reduzieren** Sie Kohlenhydrate mit hohem glykämischen Index (GI), um aus der Insulinfalle rauszukommen. Genau wie Zwischenmahlzeiten führen Lebensmittel mit einem hohen GI insbesondere bei Übergewichtigen zu einer starken Erhöhung des Blutzuckerspiegels und in deren Folge zu einer starken Ausschüttung von Insulin. Dies wiederum führt zu einer Steigerung der Aufnahme von Glukose in Muskel- und Fettzellen und regt auch die Fett- und Kohlenhydratspeicherung an. Das wiederum führt zum Absinken des Blutzuckerspiegels und zur Steigerung des Hungergefühls. Dieser Teufelskreis muss beim Abnehmen durchbrochen werden.

▶ **Essen** Sie täglich hochwertiges Eiweiß in Form von Fisch, Geflügel, magerem Fleisch oder Hülsenfrüchten (Bohnen, Linsen, Erbsen).

▶ **Erhöhen** Sie die Aufnahme mehrfach ungesättigter Fettsäuren und reduzieren Sie die Aufnahme von gesättigten, gehärteten und Trans-Fettsäuren.

Der Verzehr von Trans-Fettsäuren erhöht nämlich den Gehalt von LDL-Cholesterin im Blut. Sie gelten als Mitverursacher von koronaren Herzkrankheiten (Arteriosklerose, Herzinfarkt) und kommen vor allem in frittierten Produkten und Backwaren vor. Insbesondere enthalten Pommes frites, Kekse, Kartoffelchips und verschiedene Back- und Bratfette hohe Mengen an Trans-Fettsäuren. Gesättigte Fettsäuren liefern viel Energie, sind jedoch nicht lebensnotwendig. Fette mit hohem Anteil an mittelkettigen Fettsäuren sind dagegen einfacher zu verdauen und gesünder. Mehrfach ungesättigte Fettsäuren kommen vor allem in Pflanzen- und Fischölen vor und wirken sich günstig auf den Cholesterinspiegel und das Herzinfarktrisiko aus.

Fünf fitte Fakten

1. Der tägliche Kalorienbedarf ist das Produkt aus dem Grundumsatz und einem Aktivitätsfaktor. Hinzu kommt die für die Verdauung benötigte Energie.

2. Zum Abnehmen ist ein Nahrungsmix aus 55 Prozent Kohlenhydraten, 25 Prozent Fett und 20 Prozent Eiweiß optimal.

3. Die aufgenommenen Kohlenhydrate sollten reich an Ballaststoffen (Vollkorn-Produkte) sein.

4. Beschränken Sie sich auf drei Mahlzeiten am Tag. Nach jedem Snack schießt der Blutzuckerspiegel nach oben und bringt so die Fettverbrennung zum Erliegen.

5. Trinken Sie zwei bis drei Liter am Tag, um den Flüssigkeitsverlust beim Sport auszugleichen und ein aufkommendes Hungergefühl zu unterdrücken.

Rezepte – Abnehmen mit Geschmack

Abnehmen mit Geschmack – und so funktioniert es. Die folgenden Gerichte sind so aufgebaut, dass Sie damit den Bedarf an sämtlichen Mineralstoffen und Vitaminen decken.

Um sich gesund und ausgewogen zu ernähren, müssen Sie kein Kochprofi sein und auch nicht für jede Mahlzeit stundenlang den Schneebesen schwingen. Im Gegenteil: Unsere Rezepte für Sie sind schnell zubereitet und gelingen garantiert. Außerdem werden Sie schon bald merken, dass kalorienbewusste Küche alles andere als langweilig schmeckt.

Auf den folgenden Seiten finden Sie vier Frühstücksvorschläge und zwanzig Rezepte für Hauptmahlzeiten, mit denen Sie in den kommenden Wochen dauerhaft Ihre Kalorienaufnahme reduzieren können. Jedes Frühstück hat dabei 400 Kilokalorien, jedes Hauptgericht etwa 1 000 Kilokalorien.

Aber auch andere Gerichte lassen sich deutlich gesünder zubereiten, wenn Sie sich an einige Regeln halten:

▶ Bei einer beschichteten Bratpfanne können Sie Öl sehr sparsam einsetzen. Ein Ölzerstäuber erleichtert die Dosierung.

▶ Greifen Sie beim Salat-Dressing lieber zum Joghurt als zum Salat-Öl oder zu saurer Sahne.

▶ Gemüse bereiten Sie am schonendsten im Dampfgarer zu. Dabei wird das Gemüse auf einem Sieb in einen geschlossenen Topf gegeben und im Wasserdampf gegart.

▶ Nicht nur Spaghetti schmecken am besten al dente. Auch Gemüse sollten Sie nur bissfest kochen – ansonsten gehen viele wertvolle Vitamine verloren.

▶ Beim Kauf von Aufschnitt gilt: Bratenaufschnitt, Putenbrust und Kochschinken enthalten deutlich weniger Fett als zum Beispiel Leberwurst und Salami.

▶ Achten Sie auf die Zutatenliste. Sind Fett und Zucker auf den vorderen Plätzen, handelt es sich um ein kalorienreiches Produkt.

▶ Lebensmittel gelten als fettarm, wenn sie weniger als drei Gramm Fett pro 100 Gramm enthalten. Das ist jedoch nicht gleichbedeutend mit wenig Kalorien. Lakritz und Fruchtgummi etwa sind wegen des hohen Zuckeranteils echte Kalorienbomben.

Frühstück: Gesunder Start in den Tag

Quarkbrot mit Früchten

Zutaten:

*175 g Hüttenkäse • 200 g Obst
(frisch oder TK, z. B. Himbeeren)
1 TL Birnendicksaft
1 Scheibe Vollkornbrot
1 Tasse grünen Tee oder Kaffee
(nach Wunsch mit fettarmer Milch)*

▶ Hüttenkäse mit dem Birnendicksaft verrühren und auf das Vollkornbrot streichen. Die Früchte darauf anrichten. Dazu Tee oder Kaffee.

Müsli mit Amaranth und Banane

Zutaten:

*30 g Früchtemüsli ohne Zucker
1 EL Walnüsse • 1 EL Amaranth
100 ml fettarme Milch • 1 kleine
Banane • 1 TL Birnendicksaft
1 Tasse grünen Tee oder Kaffee
(nach Wunsch mit fettarmer Milch)*

▶ Müsli, Nüsse, Amaranth und Milch mischen. Banane klein schneiden und zusammen mit dem Dicksaft auf dem Müsli verteilen.

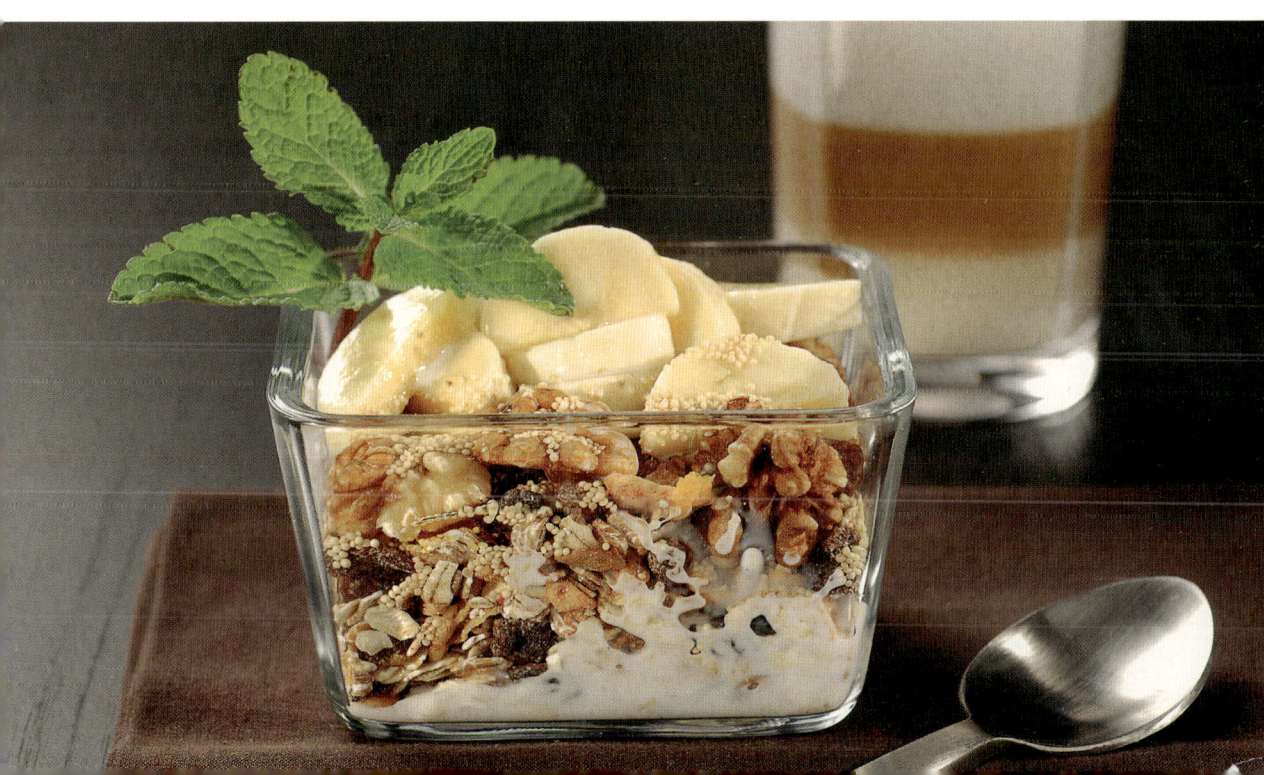

Roggenbrötchen mit Parmaschinken und Frühstücksei

Zutaten:

1 Roggenbrötchen
1 TL Meerrettich aus dem Glas
50 g Parmaschinken • 1 Ei
1/4 Gemüsegurke • etwas Blattsalat
1 Glas Orangensaft (200 ml)
1 Tasse grünen Tee oder Kaffee
(nach Wunsch mit fettarmer Milch)

▶ Das Roggenbrötchen halbieren, die untere Hälfte mit Meerrettich bestreichen und mit Schinken, Gurke und Blattsalat belegen. Brötchendeckel obendrauf legen. Ei kochen und zum Brötchen verzehren. Dazu Orangensaft und Tee oder Kaffee.

Frucht-Smoothie mit Joghurt

Zutaten:

1 Mango • 1 Apfel
1 EL geschälte Mandeln
Saft von einer Limette
1 EL Birnendicksaft
200 ml fettarmer Joghurt

▶ Mango und Apfel schälen, das Fruchtfleisch würfeln. Alles zusammen im Mixer pürieren und sofort verzehren.

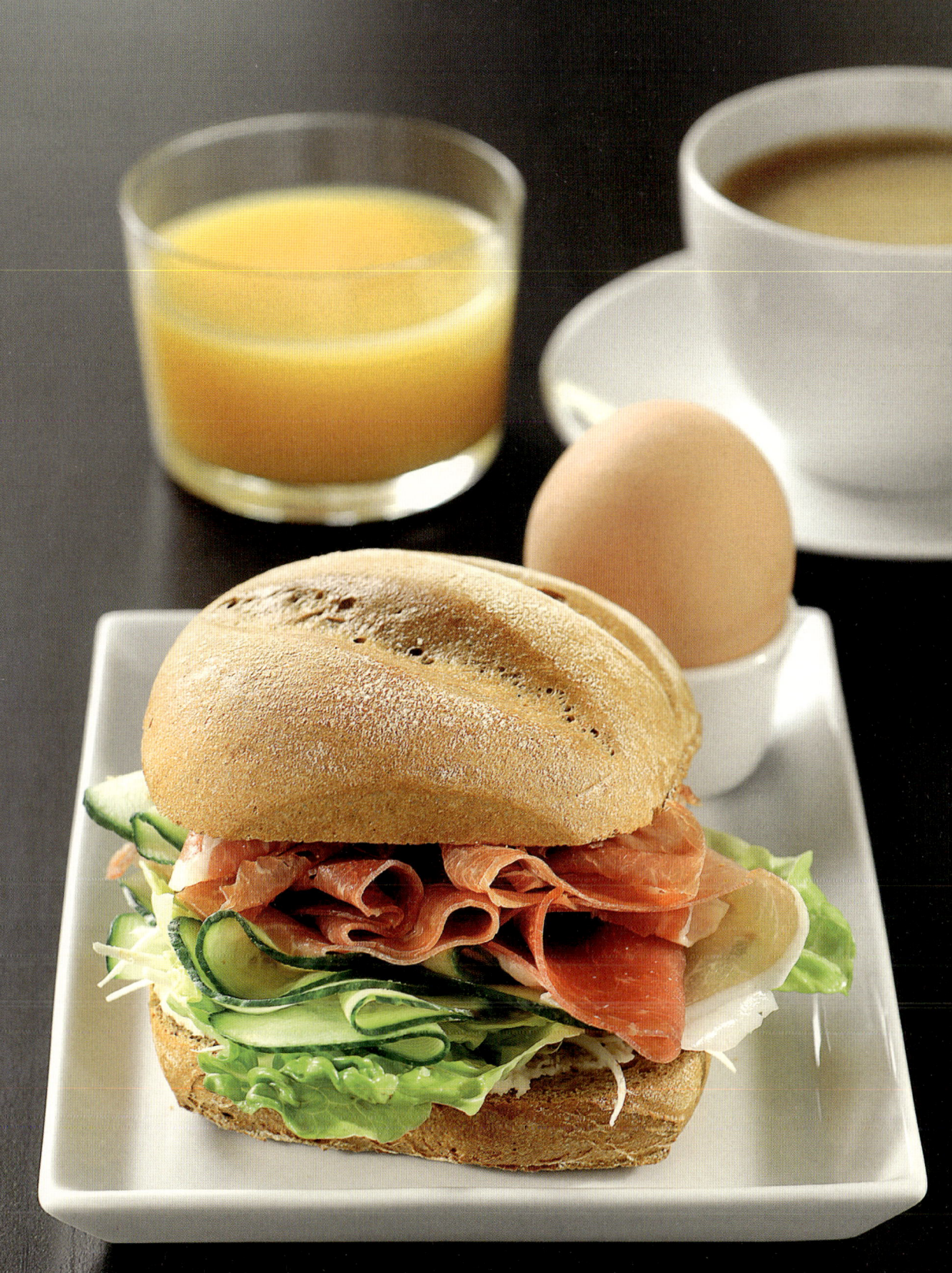

Mahlzeiten, die Appetit aufs Abnehmen machen

1. Tag:

Scharfer Bohnen-Tomaten-Eintopf

Zutaten:
100 g fettarme Geflügelsalami
1 Zwiebel • 1 Knoblauchzehe
1 Zucchini • 300 ml Gemüsebrühe
1 kleine Dose weiße Bohnen
1 kleine Dose geschälte Tomaten
Rosmarin, Thymian, Chili, Meersalz
Pfeffer aus der Mühle

▶ Salami in Würfel schneiden. Zwiebel und Knoblauch hacken. Salami in einem Topf ohne Fett unter ständigem Rühren anbraten. Zwiebeln und Knoblauch mitbraten. Zucchini halbieren und in Scheiben schneiden, zufügen. Alles mit Brühe ablöschen und circa 5 Minuten im geschlossenen Topf dünsten. Bohnen abtropfen lassen, zusammen mit den Tomaten zufügen. Mit Rosmarin, Thymian, Chili, Salz und Pfeffer würzen und weitere 5 Minuten bei niedriger Hitze garen. Dazu: ein Baguettebrötchen.

Salat mit Nuss-Tofu und Apfelspalten

Zutaten:
100 g Feldsalat • 2 Möhren
1 Schalotte • 1 Apfel
Saft von einer halben Zitrone
1 EL Balsamico bianco
1 El Nussöl • 1 TL Honig
1 TL Senf • Meersalz
Pfeffer aus der Mühle
50 g Nuss-Tofu

▶ Salat waschen, trockenschütteln, in mundgerechte Stücke zupfen. Zwei Möhren schälen, fein raspeln. Zwiebel hacken, mit Möhrenraspeln und Salat vermengen. Äpfel in Spalten schneiden, mit etwas Zitronensaft beträufeln. Balsamessig mit Nussöl vermengen, mit Honig, Senf und Salz und Pfeffer abschmecken und unter den Salat mischen. Nuss-Tofu in kleine Würfel schneiden, auf den Salat geben.

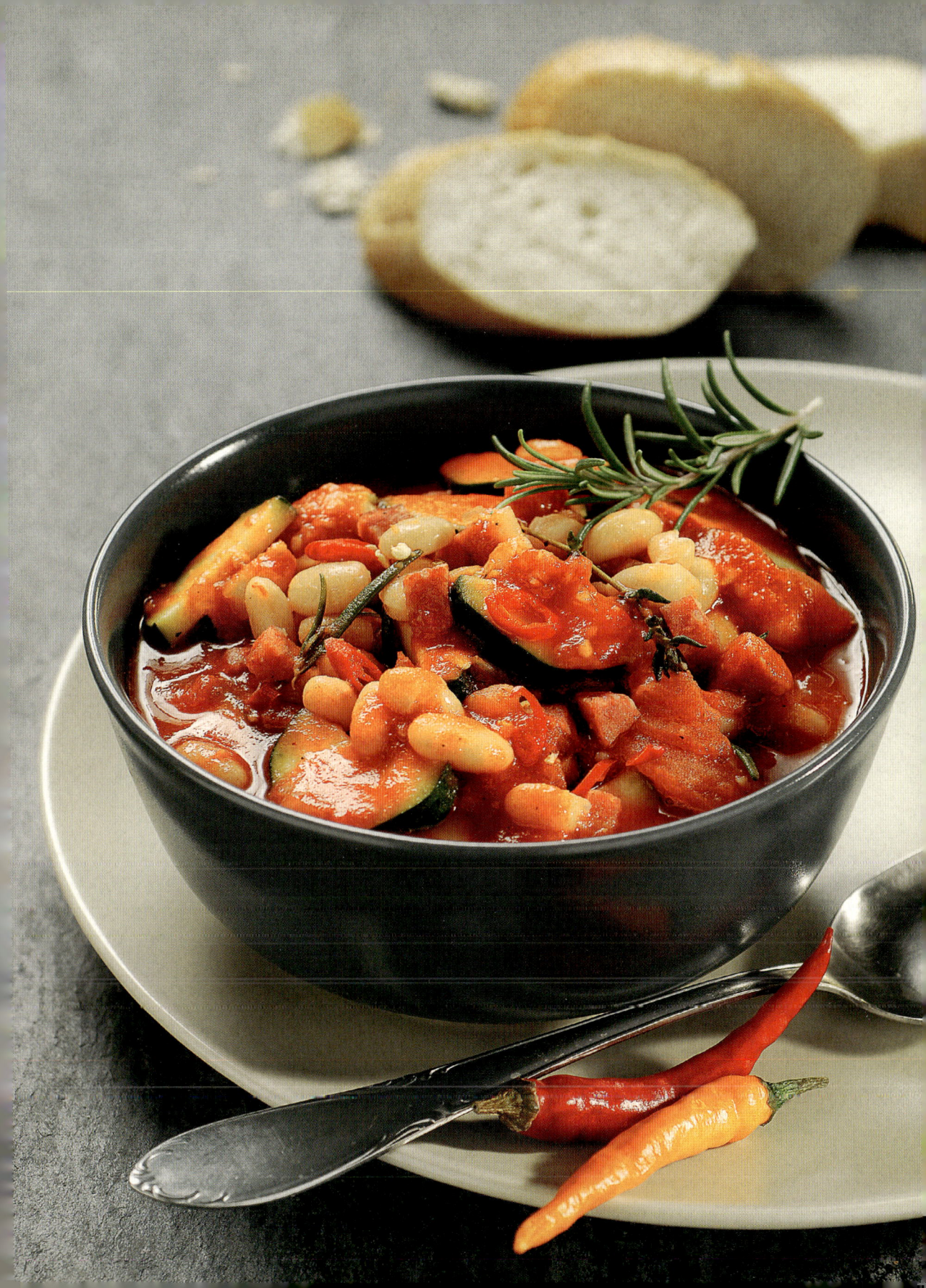

2. Tag:

Spinat mit Spiegeleiern und Kartoffeln

Zutaten:

100 g Kartoffeln • Meersalz
1 kleine Zwiebel
300 g Spinat (TK oder frisch)
1 EL Rapsöl • 2 Eier
Salz, Muskatnuss
Pfeffer aus der Mühle

▶ Kartoffeln in der Schale in wenig Salzwasser garen. Zwiebel hacken. Frischen Spinat gründlich verlesen, waschen. 1 TL Öl in einem Topf erhitzen, Zwiebeln darin 2 Minuten andünsten, den Spinat tropfnass in den Topf geben und weitere 5 Minuten unter Rühren zusammenfallen lassen. Brühe angießen, würzen und weitere 4 Minuten im geschlossenen Topf garen. Restliches Öl in einer beschichteten Pfanne erhitzen. Eier in die Pfanne geben und bei mittlerer Hitze knusprig braten. Spinat mit Eiern und Kartoffeln anrichten.

Vegetarische türkische Pizza

Zutaten:

50 g Radicchio • 50 g Rucola
100 g Weißkohl • 50 g Gurke
1 kleine rote Paprika • 1 Apfel
1 TL Olivenöl • 1 TL Balsamico bianco
30 g fettreduzierter Frischkäse
1 EL saure Sahne • 2 EL Tomatenmark • 1 Teigfladen für türkische Pizza (vom türkischen Supermarkt)
Salz, Pfeffer aus der Mühle

▶ Salat waschen, trockenschütteln und in mundgerechte Stücke zupfen. Kohl sehr fein raspeln. Gurke und Paprika entkernen, fein würfeln. Apfel putzen, ebenfalls würfeln. Alle Zutaten miteinander vermengen und mit Olivenöl, Essig, Salz und Pfeffer abschmecken. Teigfladen nach Packungsanweisung erwärmen. Tomatenmark und Frischkäse verrühren und auf die Fladen streichen. Gemüsemix darauf verteilen. Fladen aufrollen.

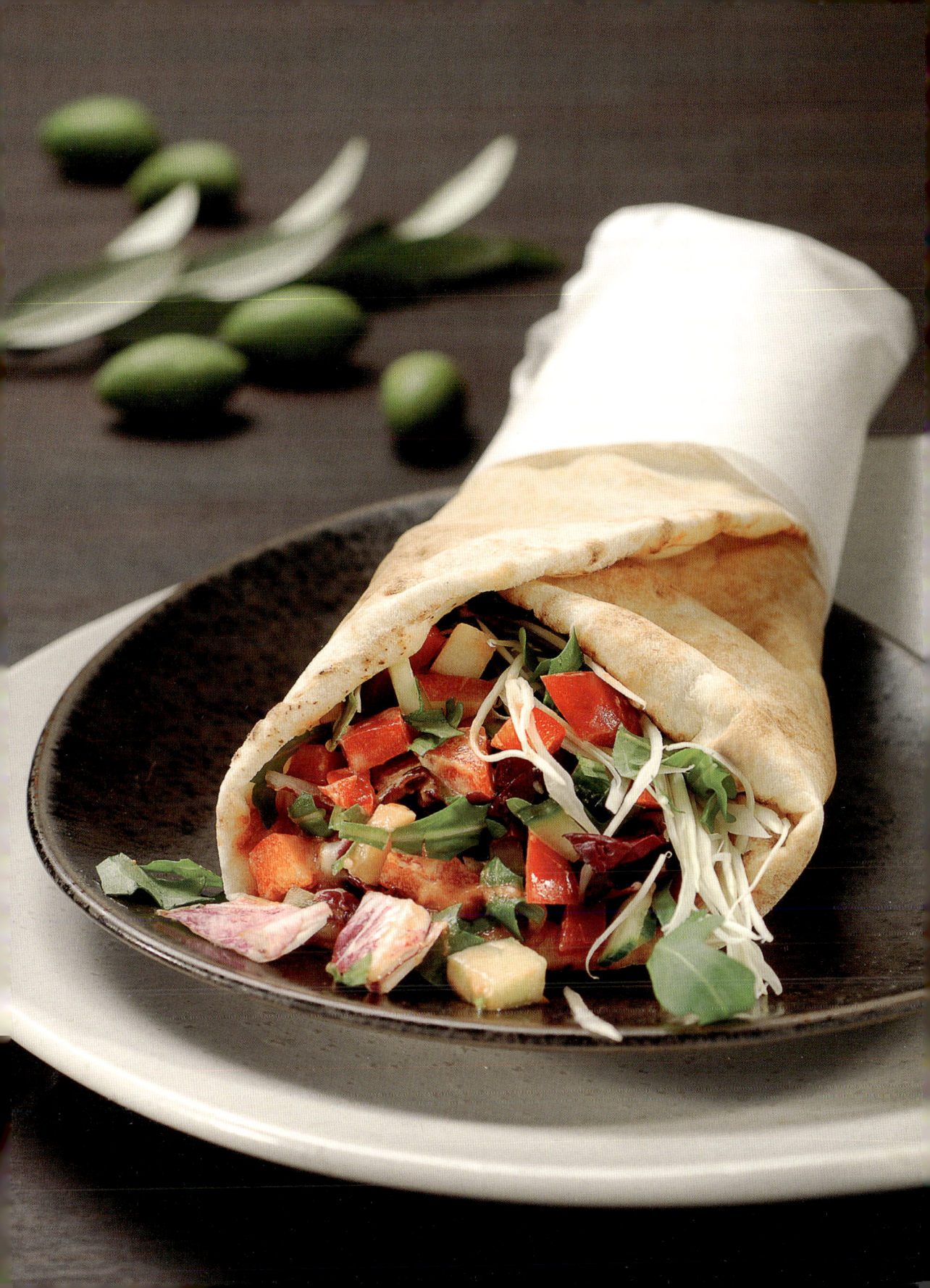

3. Tag:

Wildreispfanne mit Zuckerschoten

Zutaten:

50 g Basmati-Wildreis-Mischung
Meersalz
1 Frühlingszwiebel
200 g Zuckerschoten (TK)
100 g Champignons
1 EL Olivenöl • 1–2 EL Curry
100 ml Gemüsebrühe
3–4 EL Zitronensaft
Petersilie zum Garnieren

▶ Reis in Salzwasser garen. Zwiebel in schmale Spalten schneiden. Zuckerschoten und Pilze halbieren. Öl in einer Pfanne erhitzen, Zwiebel glasig braten. Zuckerschoten zufügen, weitere 4 Minuten dünsten. Reis abtropfen lassen, zum Gemüse geben. Alles mit Curry, etwas Brühe und Zitronensaft abschmecken. Nüsse und Petersilie hacken. Über die Reispfanne geben.

Lachs auf Schmorgurke

Zutaten:

2 mittelgroße Kartoffeln
200 g Schmorgurken (ersatzweise Salatgurken) • 1 Schalotte
1 TL Öl • 1 TL Mehl
100 ml Gemüsebrühe • 2 EL Joghurt
Salz, Pfeffer aus der Mühle
1/2 TL mittelscharfen Senf • 1 TL Öl
150 g Wildlachsfilet
Saft von einer Limette

▶ Kartoffeln in Salzwasser garen (circa 10 Minuten). Gurken schälen, längs halbieren und in 1/2 cm dünne Scheiben teilen. Schalotten hacken. Öl in einem Topf erhitzen. Gurkenscheiben und Schalotten darin 1 Minute dünsten, mit Mehl bestäuben und mit Brühe ablöschen. Temperatur drosseln und Joghurt unter die Soße rühren. Mit Salz, Pfeffer und Senf abschmecken. Öl in einer Pfanne erhitzen. Lachs darin von jeder Seite 3 Minuten braten. Salzen und pfeffern. Limette auspressen, Saft über den Lachs träufeln. Lachs mit Beilagen anrichten.

4. Tag:

Mittags:

Gefüllte Paprika mit Kräutern

Zutaten:
2 rote Paprikaschoten (etwa 400 g)
1 Zwiebel • 1 Knoblauchzehe
150 g Möhren • 200 g Rinderhack
150 g Kräuterquark • 1 TL Olivenöl
200 g Tomaten
120 ml Gemüsebrühe
Salz, Pfeffer aus der Mühle
1 EL Soja-Cuisine

▶ Paprikaschoten waschen, um die Stielansätze einen Deckel herausschneiden, Zwiebeln und Knoblauch fein würfeln. Möhren putzen, klein würfeln. Eine Auflaufform dünn mit Öl einpinseln. Hackfleisch mit Quark, Zwiebeln, Knoblauch und Möhren verrmischen. Paprika mit der Masse füllen, den Deckel aufsetzen und in die Auflaufform stellen. Tomaten waschen, klein würfeln. In der Auflaufform um die Paprika verteilen, Gemüsebrühe angießen. Im Backofen (Mitte) etwa 30 Minuten schmoren. Vor dem Servieren die Sojacreme zugeben und mit dem Tomatengemüse verrühren.

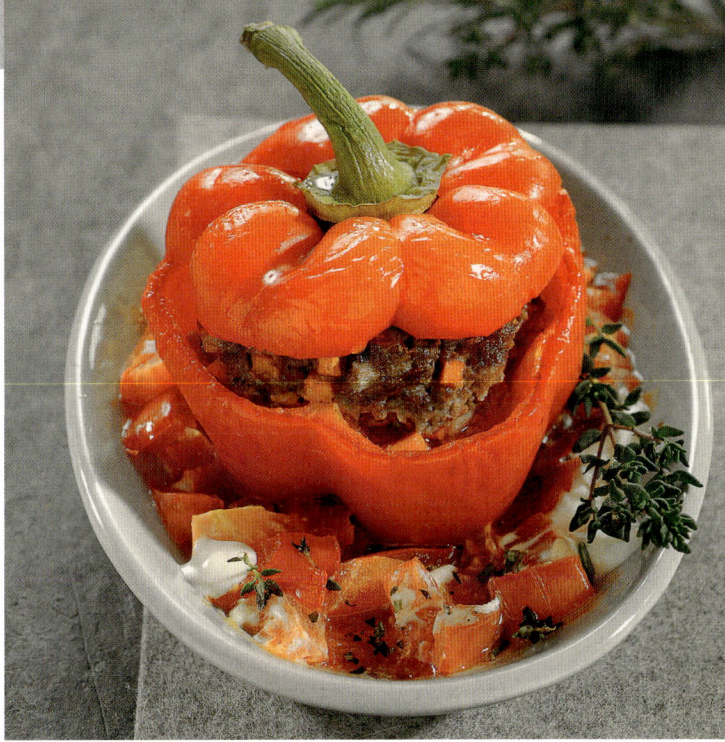

Abends:

Linsen-Karotten-suppe mit Curry

Zutaten:
2 Möhren • 1 Zwiebel
1 Knoblauchzehe • 1 TL Öl
300 ml Gemüsebrühe
50 g rote Linsen
Ingwer, Curry, Kurkuma
Meersalz, Pfeffer aus der Mühle
1 El saure Sahne

▶ Möhren schälen, würfeln. Zwiebel und Knoblauch hacken. In Öl anschwitzen und mit Brühe ablöschen. Linsen und Gewürze zufügen und 20 Minuten im geschlossenen Topf garen. Suppe pürieren, Sahne unterheben und nochmals mit Curry abschmecken.

5. Tag:

Vollkornspaghetti mit Auberginen-gemüse

Zutaten:

1 kleine Aubergine
1 kleine Fenchelknolle • 1 Zwiebel
1 Knoblauchzehe • 1 EL Pinienkerne
1 TL Olivenöl • 1 TL Tomatenmark
100 ml Gemüsebrühe
1/2 Bund Rucola
75 g Vollkornspaghetti
20 g Schafskäse

▶ Aubergine und Fenchel würfeln, Zwiebel und Knoblauch hacken. Kerne in einer Pfanne ohne Fett rösten. Aus der Pfanne nehmen. Öl erhitzen, Gemüse darin anbraten. Mit Tomatenmark und Brühe ablöschen. Circa 5 Minuten bissfest garen. Rucola klein schneiden, zum Gemüse geben. Spaghetti nach Packungsanweisung garen, mit der Soße auf einem Teller anrichten. Käse über das Sugo bröseln.

Misosuppe mit Tofu

Zutaten:

100 g Mangold
2 Stiele Bleichsellerie
2 Möhren • 1 Frühlingszwiebel
50 g Nuss-Tofu • 1 EL Sesamöl
400 ml Gemüsebrühe
Saft von einer halben Zitrone
1 El Miso (Gewürzpaste aus dem Asialaden)

▶ Mangold, Sellerie und Möhren putzen und in Streifen schneiden. Frühlingszwiebel in feine Ringe schneiden. Tofu würfeln. Öl in einem Topf erhitzen. Tofu darin anbraten. Herausnehmen. Gemüse unter ständigem Rühren 4 Minuten dünsten. Mit Brühe und Zitronen-saft ablöschen. Miso zufügen und die Suppe weitere 5 Minuten kochen. Vor dem Servieren Tofu hinzufügen.

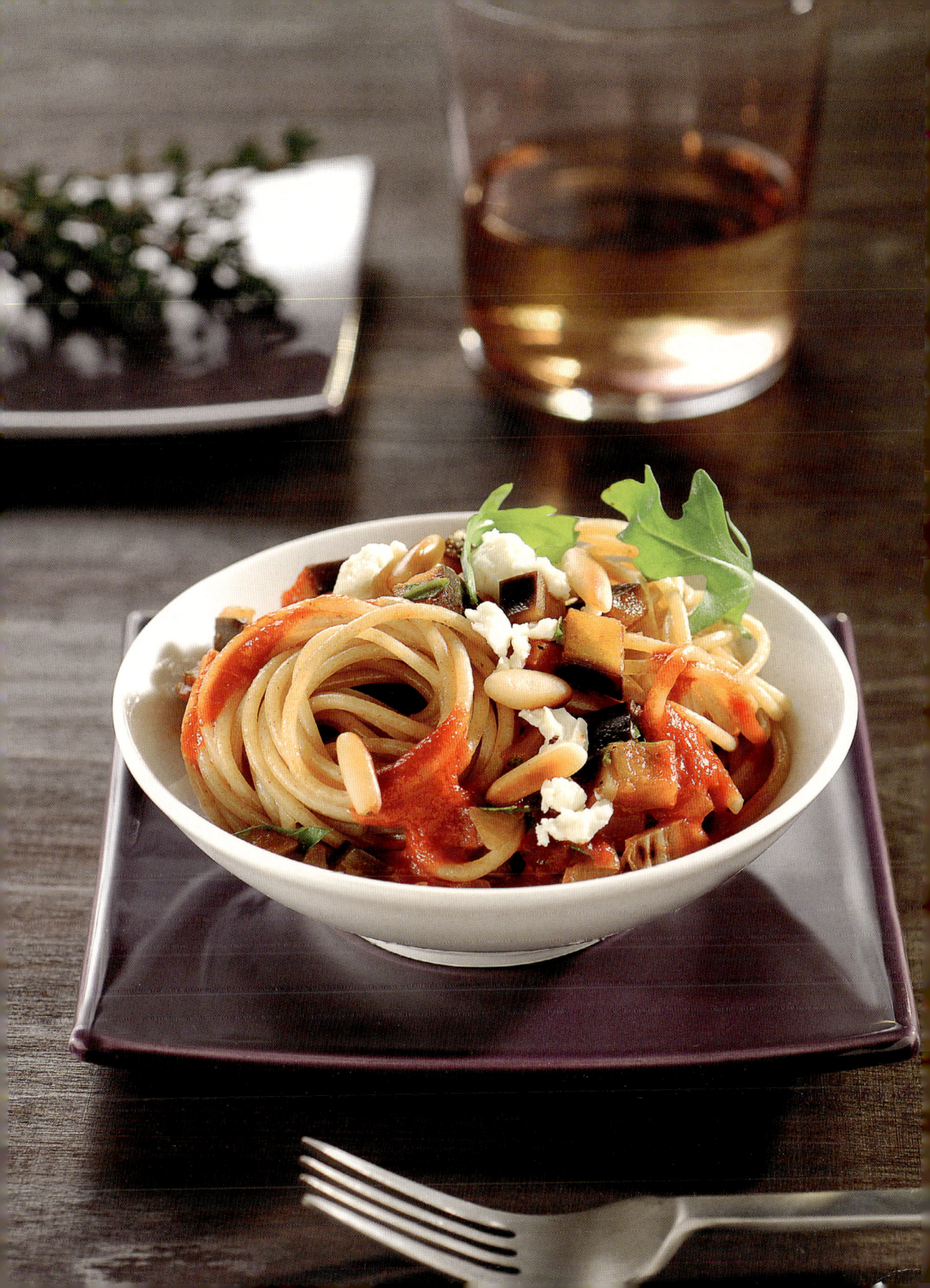

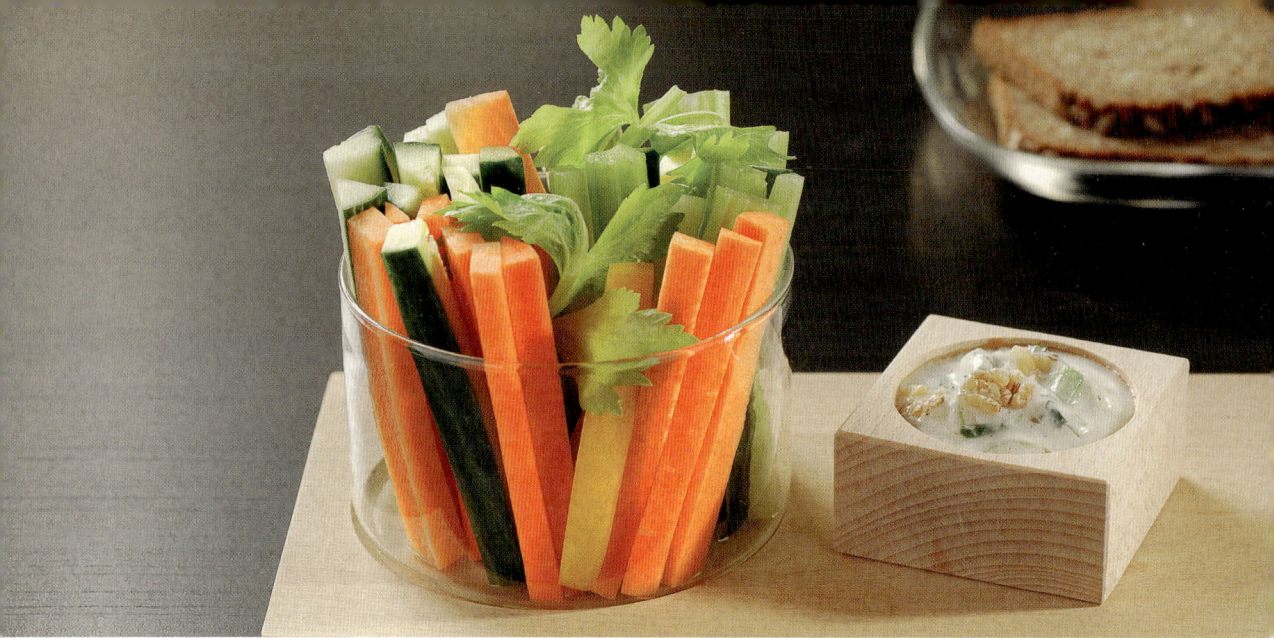

6. Tag:

Rübenmus mit Kassler Filet

Zutaten:
1 Kartoffel • 300 g Rüben
2 Möhren • 1 Zwiebel
200 g Aufschnitt vom Kassler Filet
1 TL Rapsöl • 200 ml Brühe

▶ Kartoffeln, Rüben und Möhren schälen, Zwiebeln hacken. Kassler würfeln. Öl in einer Pfanne erhitzen. Gemüse und Kassler zwei Minuten kurz anbraten, mit Brühe ablöschen und weitere 15 Minuten bei niedriger Temperatur im geschlossenen Topf garen. Zerstampfen und verzehren.

Gemüsestreifen mit Rucola-Walnuss-Dipp

Zutaten:
500 g rohes Gemüse (z.B. Radieschen, Möhren, Gurke, Paprika, Staudensellerie)
1 EL Walnussraspel • 1 Knoblauchzehe
1 Frühlingszwiebel • 50 g Rucola
100 g Vollmilchjoghurt
Meersalz, Pfeffer aus der Mühle

▶ Gemüse schälen, in mundgerechte Stücke schneiden. Nussraspel in einer Pfanne ohne Fett rösten. Knoblauch, Zwiebel und Rucola hacken, mit Nüssen und Joghurt verrühren. Abschmecken. Gemüse mit Dipp servieren.

7. Tag:

Provenzalischer Fischtopf

Zutaten:

*200 g Fischfilet (z.B. Seezunge, See-
teufel, Heilbutt oder ähnlicher Fisch
mit festem weißem Fleisch)
4 mittelgroße Garnelen
1 Knoblauchzehe • 1 Gemüsezwiebel
100 g Fenchel • 2 Tomaten
1 EL Olivenöl • 1 Lorbeerblatt
Salz, Pfeffer aus der Mühle
200 ml Fischfond
etwas glatte Petersilie*

▶ Fisch und Garnelen abspülen,
trockentupfen. Knoblauch und
Zwiebel hacken. Tomaten achteln.
Fenchel putzen, würfeln. Tomaten
und Gemüse in einer beschichteten
Pfanne in Olivenöl andünsten. Fisch,
Garnelen, Lorbeerblatt, Pfeffer, Salz
und Fischfond zufügen und zuge-
deckt 10 Minuten leicht köcheln
lassen. Petersilie hacken, vor dem
Servieren unter die Suppe rühren.

Asia-Gemüse-Nudeln

Zutaten:

*1 EL Sesamkörner
1 Knoblauchzehe
100 g Champignons
1 Stange Lauch • 100 g Kohl
100 g Garnelen • 1/2 EL Sesamöl
1/2 EL Sojasoße • 1/2 TL Zucker
1 TL Sambal Oelek
50 g Wok-Nudeln (Mie-Nudeln)*

▶ Sesamkörner in einem Wok oder
einer beschichteten Pfanne ohne Fett
rösten. Knoblauch hacken, Pilze in
Scheiben schneiden. Lauch in Ringe
schneiden, Kohl in Streifen. Garnelen
abspülen, trockentupfen. Öl im Wok
oder in der Pfanne erhitzen. Garnelen knusprig braten. Gemüse
zufügen, alles unter Rühren braten.
Nach 5 Minuten Nudeln, Sojasoße,
Zucker zufügen. Vorsichtig umrüh-
ren. Koriander hacken, unter die
Nudeln heben. Sesam unterziehen.

8. Tag:

Mittags:

Chickenburger mit Papaya und Sprossen

Zutaten:
1 Vollkornbrötchen (circa 50 g)
2-3 Blatt Salat • 1/4 Gurke
1 Papaya, 30 g Sprossen
1 TL Sambal Oelek
1 EL saure Sahne • 150 g Aufschnitt
vom Hähnchenbrustfilet

▶ Brötchen halbieren. Salat abwaschen, trockenschütteln und auf die untere Hälfte legen. Papaya in Spalten schneiden, auf den Salat legen. Sprossen abspülen, trockenschütteln, auf die Papaya legen. Gurke in Scheiben schneiden. Sambal Oelek und Sahne verrühren, über die Sprossen geben. Filet darauf verteilen, mit Gurken und Sambal-Sahne bestreichen und mit oberer Brötchenhälfte bedecken.

Abends:

Fischfilet auf Fenchel-Tomaten-Gemüse

Zutaten:
200 g Fischfilet
(z.B. Seelachs, Makrele)
Saft von einer halben Zitrone
1 kleine Fenchelknolle • 1 Zwiebel
1 TL Olivenöl • 1 kleine Dose Tomaten
Meersalz, Pfeffer aus der Mühle
1/2 Bund frische glatte Petersilie

▶ Filet abspülen, trockentupfen und mit Zitronensaft beträufeln. Fenchel sehr fein schneiden, Zwiebel hacken. Öl in einer Pfanne erhitzen. Gemüse 4 Minuten kräftig anbraten. Mit Tomaten ablöschen, würzen und den Fisch auf das Tomatenbett geben. Circa 8 Minuten im geschlossenen Topf bei mittlerer Temperatur garen lassen. Petersilie hacken, über das Fischgericht streuen. Dazu: 50 g Vollkornreis oder 100 g Karoffeln.

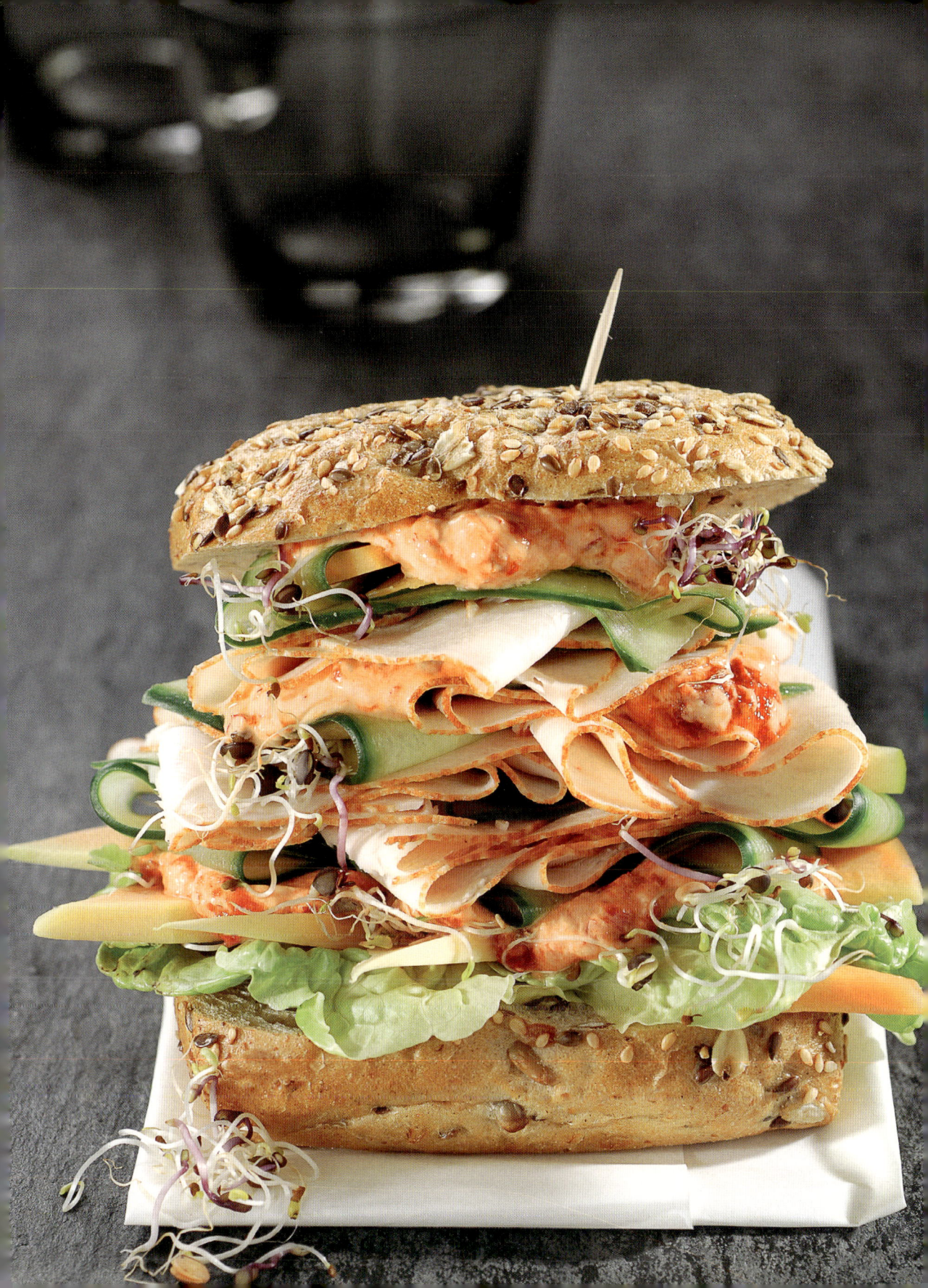

9. Tag:

Mittags:

Pfannkuchen mit Himbeeren

Zutaten:

200 g TK-Himbeeren
1 Ei
100 ml fettarme Milch
50 g Mehl (Type 550)
1 Prise Salz
1 TL Birnendicksaft
150 g Magerquark
1 EL Rapsöl

▶ Himbeeren leicht auftauen lassen. Eier mit Milch, Mehl, Salz verrühren. Eventuell etwas Mineralwasser zufügen, wenn der Teig zu dickflüssig ist. Birnendicksaft und Quark mit Himbeeren verrühren. Öl in einer Pfanne erhitzen. Pfannkuchen darin braten. Mit Himbeerquark füllen und sofort verzehren.

Abends:

Herbstsalat mit gebratenen Pilzen und Putenfilet

Zutaten:

100 g gemischter Salat (Feldsalat, Lollo rosso, Frisée) • 1 Tomate
1 gelbe Paprika • 200 g Shitake-Pilze und Champignons • 1 rote Zwiebel
100 g Putenbrustfilet • 1 EL Olivenöl
Meersalz, Pfeffer aus der Mühle
etwas Thymian und Rosmarin
1 TL Senf • 1 TL Birnendicksaft
Saft von einer Orange

▶ Salat waschen, trockenschleudern, in mundgerechte Stücke zupfen und auf einem Teller anrichten. Tomaten und Paprika würfeln und auf dem Salat verteilen. Pilze mit Küchenkrepp abputzen, halbieren. Zwiebel hacken. Filet würfeln. Öl in einer Pfanne erhitzen, Filet und Pilze darin 6 Minuten von allen Seiten knusprig braten. Abschmecken. Die Pilz-Puten-Pfanne über den Salat geben. Bratfett mit Senf, Honig und Orangensaft ablöschen, abschmecken und zum Salat servieren.

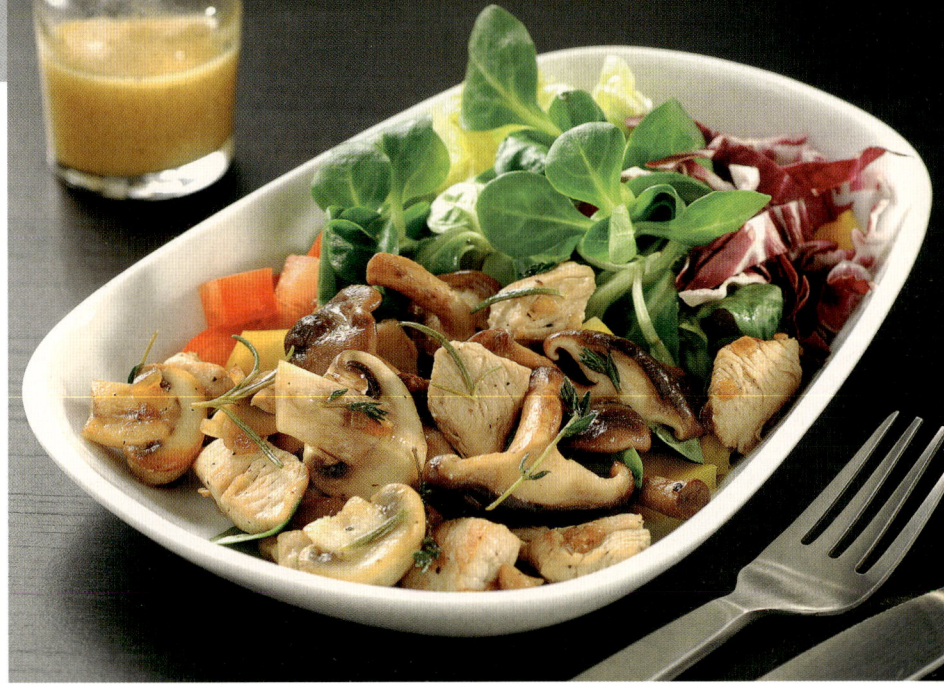

10. Tag:

Mittags:

Mais-Thunfisch-Salat im Taco

Zutaten:

1 kleine Dose Mais
1 kleine Dose Kidneybohnen
1 Dose Thunfisch im eigenen Saft
1 rote Paprikaschote • 1 Zwiebel
200 g Gemüsegurke • Meersalz,
Pfeffer aus der Mühle, Paprikapulver
1–2 Tl. Tafelmeerrettich
1/2 Bund Schnittlauch
1 Maistaco

▶ Mais, Bohnen und Thunfisch abtropfen lassen, miteinander vermengen. Paprika, Zwiebel und Gurke sehr fein würfeln, unterrühren. Alles mit Meersalz, Pfeffer und etwas Meerrettich aus dem Glas abschmecken. Schnittlauch hacken und unterrühren. In einen Maistaco füllen und knuspern.

Abends:

Steckrübensuppe

Zutaten:

300 g Rüben
1 Kartoffel
1 Stange Lauch
1 El Rapsöl
Meersalz, Pfeffer aus der Mühle
Chilipulver
200 ml Gemüsebrühe
100 ml Orangensaft
200 ml Soja-Cuisine

▶ Gemüse schälen bzw. putzen und klein schneiden. Öl in einem Topf erhitzen. Gemüse 5 Minuten anbraten, würzen und mit Brühe und Orangensaft ablöschen. 20 Minuten kochen. Soja-Cuisine zufügen. Alles pürieren und abschmecken. Lecker und erlaubt dazu: 1 EL Krabben oder 1 EL gewürfelter Schinken.

Literaturverzeichnis

McArdle, W.D., Katch, F.I., Katch, V.L. (2007). Exercise Physiology. Energy, Nutrition & Human Performance. Lippincott Williams & Wilkins: Baltimore

Becker, S. (2008). Ran an die Hantel. Südwest: München

Boutellier, U., Zehnder, M. (2002). Fatburner oder Fettverbrennung durch Sport – Mythos und Wahrheit, in: Forum, 01/02, S. 26–36

Buskies, W. (2007). Sanftes Krafttraining, in: Medical Sports Network, 02/07, S. 46–48

Buskies, W. (2008). Einmal versus mehrfach, in: Medical Sports Network, 01/08, S. 34–38

Hottenrott, K., Zülch, M. (1997). Ausdauertrainer Laufen. Rowohlt: Hamburg

Hottenrott, K., Zülch, M. (1997). Ausdauertrainer Mountainbiking. Rowohlt: Hamburg

Hottenrott, K., Zülch, M. (1998). Ausdauertrainer Radsport. Rowohlt: Hamburg

Hottenrott, K., Neumann, G. (2008). Methodik des Ausdauertrainings. Hofmann: Schorndorf

Hottenrott, K. (2006). Trainingskontrolle mit Herzfrequenz-Messgeräten. Meyer & Meyer: Aachen

Immler, H. (2007). Schlank mit dem Schwertfisch-Konzept. Knaur: München

Jeukendrup, A., Gleeson, M. (2004). Sport Nutrition. Human Kinetics: Champaign, IL

Kasper, H. (1991). Ernährungsmedizin und Diätetik. Urban und Schwarzenberg: München

Neumann, G. (2007). Ernährung im Sport. Meyer & Meyer: Aachen

Neumann, G., Hottenrott, K. (2002). Das große Buch vom Laufen. Meyer & Meyer: Aachen

Wessinghage, T., Ebmeyer, G. (2007). Das Laufbuch für die ersten 10 Kilometer. Südwest: München

Weiterführende Internetseiten:

Homepage Prof. Dr. Kuno Hottenrott · www.hottenrott.info
Institut für Leistungsdiagnostik und Gesundheitsförderung (Uni-Halle) · www.ilug.de
Zeitschrift FIT FOR FUN · www.fitforfun.de
Homepage Dr. Kurt Moosburger · www.dr-moosburger.de
Medical Sports Network · www.succidia.de/medicalsportsnetwork.html
Institut für Prävention und Nachsorge · www.ipn-online.de
Zentrum für Gesundheit der Deutschen Sporthochschule Köln · www.zfg-koeln.de

Register

Impressum

© 2009 by Südwest Verlag, einem Unternehmen der Verlagsgruppe Random House GmbH, 81673 München

Hinweis: Das vorliegende Buch ist sorgfältig erarbeitet worden. Dennoch erfolgen alle Angaben ohne Gewähr. Weder Autoren noch Verlag können für eventuelle Nachteile oder Schäden, die aus dem im Buch gegebenen Hinweisen resultieren, eine Haftung übernehmen.

Redaktionsleitung: Silke Kirsch
Projektleitung: Esther Szolnoki
Redaktion: Clemens Sorgenfrey, Münster
Satz: Bernhard Heun, Rüssingen
Bildredaktion: Annette Mayer
Layout: X-Design, München
Umschlaggestaltung und -konzeption: R.M.E. Eschlbeck / Kreuzer / Botzenhardt

Bildnachweis:
Grafiken & Illustrationen: vm Grafik – Veronika Moga, München:
10, 16, 86 (Modifiziert nach McArdle et. al., 2007), 12, 32, 51, 53 (Modifiziert nach Hottenrott), 20 (Modifiziert nach Statistisches Bundesamt), 35 (Modifiziert nach Jeukendrup & Gleeson, 2004), 38, 45 (Modifiziert nach Boutellier & Zehnder, 2002), 62 (Modifiziert nach Buskies, 2007), 63 (Modifiziert nach Buskies, 2008), 65, 66 (Modifiziert nach IPN), 111 (Modifiziert nach Ebmeyer), 119 (Modifiziert nach Kasper, 1991), 118

Food-Fotos: Antje Plewinski, Berlin

Weitere Fotos:
Alamy, Oxfordshire, UK: 6/7 (Itani); Corbis, Düsseldorf: 40/41 (zefa/Andrew O'Toole); F1 ONLINE, Frankfurt: 15 (Juice Images), 78/79 (Fancy), 81 (Digital Vision), 85 (Cultura Images); Getty Images, München: U1/U4 (Hola Images/RF), 8 (Photonica/Vincent J. Ricardel), 18/19 (Stock4B Creative/Kay Blaschke), 58/59 (Altrendo); Jupiterimages, München: 88 (Workbook Stock/Marc Romanelli); Klas Neidhardt: 68–72; LOOK-foto, München: 28/29 (Jan Greune); Plainpicture, Hamburg: 31 (G. Kühn); Südwest Verlag, München: 9, 64, 73–77 (Nicolas Olonetzky)

Reproduktion: Artilitho, Lavis (Trento)
Druck und Verarbeitung: Alcione, Lavis (Trento)
Printed in Italy

ISBN 978-3-517-08481-7

817 2635 4453 6271

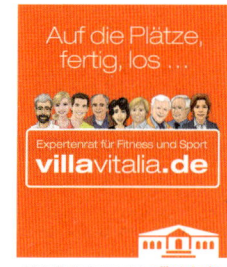